Experimentelle Medizin, Pathologie und Klinik

Band 36

Herausgegeben von

F. Leuthardt · R. Schoen · H. Schwiegk · H. U. Zollinger

Hansjörg Senn

Infektabwehr bei Hämoblastosen

Funktionelle Untersuchungen über
Leukocytenmobilisation
beim gesunden und beim kranken Menschen

Mit einem Geleitwort

von Professor Dr. Dr. h. c. O. Gsell

Mit 39 Abbildungen und 12 Tabellen

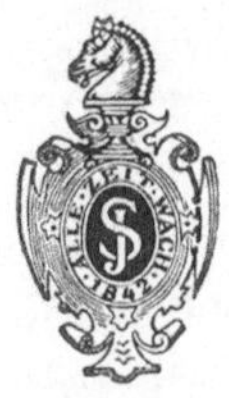

Springer-Verlag Berlin · Heidelberg · New York 1972

Privatdozent Dr. H. J. SENN
Oberarzt an der Med. Universitäts-Poliklinik Basel
und Leiter der onkologisch-hämatologischen Station

Die Untersuchungen wurden an folgenden Kliniken durchgeführt:

— Department of Medicine A, Cancer Clinical Research Center (Prof. Dr. J. F. HOLLAND), und Department of Pediatric Oncology (Prof. Dr. L. SINKS), Roswell Park Memorial Institute, Buffalo, N.Y., USA
— Medizinische Universitäts-Poliklinik Basel (Prof. Dr. Dr. h. c. O. GSELL)

Die vorliegende Arbeit wurde ermöglicht durch U.S. Public Health Research Grants No. CA-2599 und CA-5834, den Forschungskredit No. 3109.69 des Schweizerischen Nationalfonds zur Förderung der wissenschaftlichen Forschung und zwei Reisebeiträge der Schweizerischen Krebsliga

ISBN-13: 978-3-642-65291-2   e-ISBN-13: 978-3-642-65290-5
DOI: 10.1007/978-3-642-65290-5

Geleitwort

Wenn über „Die infektiöse Entzündung" 1967 während eines Symposiums (herausgegeben im Verlag Hans Huber, Bern und Stuttgart) während 3 Tagen diskutiert wurde; dort eingehend die pharmakologische Beeinflussung der Entzündungsprozesse experimentell und klinisch besprochen wurde; über die Zellfunktionen bei der Entzündung hervorragende Forscher seit VIRCHOW und METSCHNIKOW bis zu RÖSSLE, ASCHOFF, MENKIN immer wieder Stellung bezogen haben; von Seiten der Histochemie, der Biochemie, der Pathologie, Hämatologie, Bakteriologie, Virologie und Dermatologie, wie sie HEILMEYER an dieser Tagung aufgezählt hat, alle die komplizierten Verhältnisse von Infektion und Reaktion, von Angriff und Abwehr zu deuten versucht werden, so zeigt dies die Bedeutung verschiedenster Testsysteme an, die sämtliche einen tieferen Einblick in die Verhältnisse der lokalen Entzündung zu vermitteln hoffen. H. SENN hat eine relativ einfache Methode, den quantitativen Leukocyten-Mobilisationstest mit multiplen über Hautschürfungen am Vorderarm angesetzten Plastikkammern, ausgebaut und ausgewertet. Da ein Wechsel der Kammermedien jederzeit möglich ist, Zellzahl und Zellart quantitativ und qualitativ über 1—2 Tage nach Anlegen der Hautschürfungen bestimmt werden können und Vitalitäts-Enzymstudien an den Exsudatleukocyten und an der Exsudatflüssigkeit sich ausführen lassen, ergibt sich ein breites Spektrum zur Prüfung der Dynamik der Leukocyten-Mobilisation bei Gesunden und Kranken. SENN hat diese Testung namentlich für die celluläre Infektabwehr bei Hämoblastosen verwendet und hofft, dadurch einerseits das individuelle Infektrisiko funktionell erfassen zu können und andererseits günstige Leukocytenspender zu selektionieren, um so die therapeutischen Möglichkeiten bei den häufigen, prognostisch oft gefährlichen Infekten der Leukämien und anderer neoplastischer Bluterkrankungen erweitern zu können. So gibt die dargelegte experimentelle Arbeit, deren Resultate statistisch vorsichtig ausgewertet werden, einen bedeutsamen Einblick in den Mechanismus der cellulären Infektabwehr. Die Folgerungen der Studie erscheinen mir wertvoll, und die Weiterverfolgung dieser Testung ist deshalb zu begrüßen.

Basel/St. Gallen, im August 1971   Prof. Dr. med. OTTO GSELL

Inhaltsverzeichnis

I. Einleitung und Problemstellung

Der Krankheitsverlauf von Patienten mit Hämoblastosen wurde seit jeher durch Infekte und Blutungsneigung kompliziert [45, 75, 242]. Seit der erfolgreichen Bekämpfung der bei Leukämien früher oft letalen Blutungszwischenfälle durch regelmäßigen Thrombocytenersatz [115a], ist die bakterielle und mykotische Sepsis in den führenden Krebszentren zur häufigsten Todesursache bei akuten Leukämien geworden [34, 129]. Es ist wahrscheinlich, jedoch nicht erwiesen, daß die spontane Infektanfälligkeit dieser Patientengruppen durch die moderne intensive Chemotherapie und Radiotherapie noch erhöht wurde [15, 32, 184], insbesondere bei akuten Leukämien. Hierin liegt ein therapeutisches Dilemma. Aufgrund sorgfältiger, mathematisch aufgebauter tierexperimenteller Studien und Übertragung des Leukämie-Eradikations-Konzepts von Skipper und Mitarbeitern auf die menschliche Leukämiebehandlung hat sich gezeigt, daß die Intensität der Induktionstherapie für die Zahl und Qualität der erzielten Remissionen von großer Bedeutung ist [133, 222, 235a]. Da viele der heute verfügbaren Cytostatica wohl beträchtliche Antitumorwirkung, jedoch wenig tumorselektive Wirkung aufweisen, sind vorderhand weitere Fortschritte in der Behandlung von akuten Leukämien und andern disseminierten hämatologischen Neoplasien nur auf Kosten erheblicher Toxizität zu erkaufen [222]. Jede fortschrittliche, nach kurativen Gesichtspunkten aufgebaute Chemotherapie wird sich daher unweigerlich mit dem Problem des Wechselspiels zwischen erwünschtem Antitumor-Effekt und unerwünschter Gefährdung des Patienten, insbesondere der heute im Vordergrund stehenden Infektgefahr, auseinanderzusetzen haben.

Die *Pathogenese* der erhöhten Infektanfälligkeit bei verschiedenen Hämoblastosen ist nur teilweise geklärt, und war in den letzten Jahren Gegenstand interessanter Beiträge (siehe Kapitel VIII/1). Als einigermaßen gesicherte Faktoren kommen derzeit in Frage:

1. Ausmaß und Dauer der spontanen und/oder therapeutisch induzierten Granulocytopenie, vor allem bei Leukämien [34],
2. Verminderung der Phagocytosekapazität der Granulocyten bei chronischer myeloischer Leukämie [51],
3. Verminderung der funktionellen Immunglobuline bei der chronischen lymphatischen Leukämie und beim multiplen Myelom [134, 174],

4. Störungen der zellständigen Immunreaktion vom verzögerten Typ sowie möglicherweise die Lymphopenie bei Morbus Hodgkin [3, 209, 238],

5. verminderte Antikörperbildung bei chronischer lymphatischer Leukämie und Lymphogranuloma Hodgkin [123, 159, 183],

6. verminderte bzw. verzögerte Lymphocyten-Transformation bei lymphoproliferativen Syndromen, vorwiegend bei der chronischen lymphatischen Leukämie und beim Morbus Hodgkin [9, 130].

Diese Zusammenstellung läßt jedoch viele Fragen offen. Insbesondere ist der Frage einer funktionellen Beurteilung der granulocytären Abwehrvorgänge bei verschiedenen infektgefährdeten Krankheitsgruppen bis kurzem wenig Beachtung geschenkt worden. Völlig ungeklärt erscheint das paradoxe Infektrisiko bei der blastischen Krise der chronischen myeloischen Leukämie, wo die zirkulierende Granulocytenzahl oft das 10—20fache der Norm beträgt. Ebenso lückenhaft sind unsere Kenntnisse über die granulocytäre Abwehr beim Myelom und bei den malignen Lymphomen, bei denen das Studium der humoralen und lymphocytären Abwehrfaktoren in den letzten Jahren enorm angewachsen ist [159, 183]. Da heute bei akuten Leukämien Anhaltspunkte für eine funktionelle Störung der Beteiligung morphologisch reifer Granulocyten am Entzündungsprozeß bestehen [197, 133a], ist es nicht verwunderlich, daß eine Korrelation zwischen Infektanfälligkeit und einem lediglich statischen Erfassen der peripheren Leukocyten- und Granulocytenzahl bei Hämoblastosen nicht immer befriedigend ausfällt [234].

Es ist eine ernüchternde Tatsache, daß die moderne Antibioticatherapie zur Prophylaxe und Beherrschung von schweren Infekten bei Patienten mit fehlender cellulärer Infektabwehr wenig beizutragen hat [104, 127]. Dies gilt in besonderer Weise für die gram-negative Sepsis, der heute gefürchtetsten und fast ausnahmslos letalen Komplikation bei Patienten mit Leukämien [217, 151a]. Der cellulären Infektabwehr, d. h. der raschen Mobilisation genügender Mengen funktionell intakter Abwehrzellen in Gebieten von Verletzungsherden mit bakterieller Invasion, kommt heute nach wie vor fundamentale Bedeutung zu. Die derzeitigen Bemühungen um eine wirksame Reduktion der Infektanfälligkeit bei Patienten mit Hämoblastosen erstreben deshalb folgerichtig die Schaffung keimfreier Behandlungsräume sowie eines wirksamen Leukocytenersatzes [34a, 56, 157, 167a, 220a, 269a].

Nachdem in den vergangenen Jahren quantitative Methoden zur Erfassung der lokalisierten Leukocyten-Mobilisation geschaffen wurden [197, 228, 240], konnte die Dynamik der cellulären Abwehrreaktion auf breiter Basis bei Normalpersonen und Patienten mit verschiedenen durch Infektanfälligkeit gekennzeichneten Krankheiten untersucht werden.

Es ist das Ziel dieser Monographie, anhand zahlreicher eigener Untersuchungen mittels einer neuen reproduzierbaren Hautkammer-Technik bei einer großen Gruppe von gesunden Probanden und Kranken mit verschiedensten Hämoblastosen die Methodik, Physiologie und Pathologie der lokalisierten Leukocyten-Mobilisation, sowie deren klinische Bedeutung als Modell der granulocytären Abwehrlage zusammenzufassen. Darüber hinaus soll die Schrift einen Beitrag zur Pathogenese der lokalen Entzündungsreaktion unter experimentellen und klinischen Bedingungen leisten.

II. Grundlagen der cellulären Infektabwehr

1. Historische Entwicklung

Die Möglichkeit einer Beteiligung der weißen Blutkörperchen am lokalen Entzündungsgeschehen durch Auswanderung aus der Blutbahn wurde, soweit aus der älteren pathologisch-anatomischen Literatur hervorgeht, erstmals 1794 von Hunter und 1828 von Dutrochet erwogen [90]. Zimmermann definierte 1852 die Entzündungsreaktion recht „modern" als ein lokales Geschehen, gekennzeichnet durch ungewöhnlichen Austritt von Blutzellen aus den Gefäßen, verbunden mit einem fokalen Temperaturanstieg [270]. Die Rolle und Herkunft der Leukocyten blieb jedoch weiterhin umstritten, so auch bei Virchow, der sich 1858 nicht entscheiden konnte, ob die Leukocyten ins Blut eingewanderte Eiterzellen, oder umgekehrt die Eiterzellen aus dem Blut ausgewanderte Leukocyten darstellen [252]. Schultze [243], Hering [128] und Cohnheim [69] demonstrierten in der Folge tierexperimentell in überzeugender Weise die hämatogene Herkunft der Entzündungszellen aufgrund mikroskopischer Untersuchungen am Mesenterium des lebenden Frosches. Lieberkühn beschrieb 1870 erstmals die perivasculäre Fortbewegung von Leukocyten auf einer Glasunterlage [160].

Etwa zur selben Zeit entdeckten 1862 Haeckel [114] und 1865 Schultze [243] die Fähigkeit gewisser weißer Blutkörperchen, Tusche oder feine Milchtröpfchen zu phagocytieren, ein Vorgang, welcher später in besonderer Weise um die Jahrhundertwende durch Metschnikoff erhellt wurde [179]. Für Metschnikoff war die Entzündungsreaktion, bestehend aus Leukocytenemigration und Phagocytose, eine Primitivreaktion mesodermaler Zellen auf einen körperfremden Reiz [180]. Er unterschied 1891 diese Phagocyten in zwei große Klassen, die „Mikrophagen" (Granulocyten) und die „Makrophagen". Die letzteren wurden entsprechend der Deutung ihrer Herkunft wiederum in hämatogene und histiogene Phagocyten unterteilt. In den folgenden Jahrzehnten beschäftigte sich eine große Zahl von Forschern unter der Führung von Maximow mit Problemen der allgemeinen Entzündungslehre und beschrieben mit teilweise anfechtbaren histologischen Methoden im Tierexperiment die Umwandlung der aus dem Blut ausgewanderten kleinen Rundzellen (Lymphocyten) in große extravasculäre Makrophagen [168 bis 171]. Damit entbrannte einer der wohl eindrücklichsten wissenschaftlichen Literaturkriege der medizinischen Geschichte. Eine ausführliche historische

Dokumentation dieser oft emotionell geführten Fehde über die Herkunft der Makrophagen im Entzündungsfeld findet sich bei Rebuck und Crowley [207], sowie auch bei Ehrich [94] und Leder [156]. Die Kontroverse scheint auch heute noch nicht abgeschlossen (siehe Kapitel VI/5).

Eine weitere grundlegende Eigenschaft der Leukocyten wurde 1888 durch Leber entdeckt, welcher erstmals die Chemotaxis von weißen Blutkörperchen beschrieb [155]. Gabritchevsky erkannte bald darauf die funktionellen Zusammenhänge zwischen Chemotaxis und Phagocytose [101]. Die Rolle der Chemotaxis im Entzündungsvorgang wurde in hervorragender Weise durch Harris zusammengefaßt [117].

Septische Entzündungsreaktionen — im Gegensatz zu den meistens aseptisch durchgeführten Tierexperimenten — wurden bereits 1905 durch Helly [126] und Maximow [169] anhand infizierter Hautblasen am Menschen bzw. infizierter Körperhöhlen bei Tieren untersucht. Diese septischen Reaktionen unterschieden sich lediglich quantitativ, nicht aber qualitativ von den früheren aseptisch gewonnenen Erfahrungen.

In der Folge prägten Aschoff [12], Downey [88, 89] und Maximow [171] den Begriff eines umfassenden defensiven reticulo-endothelialen cellulären Abwehrsystems, wobei die Stellung der Lymphocyten in diesem System von Autor zu Autor unterschiedlich war, je nach ihrer Phagocytosekapazität für Vitalfarbstoffe unter den jeweiligen experimentellen Bedingungen. Die Rolle des Bindegewebes bzw. der darin enthaltenen Gefäße sowie die mögliche Beteiligung von Antikörpern als „Werkzeuge" der entzündlichen Phagocytose wurde in besonderer Weise durch Rössle betont [215]. Damit waren um 1925 alle wesentlichen Grundelemente der cellulären Infektabwehr bereits bekannt.

2. Neuere Arbeiten

Methoden wie die „touch print technique" von Kolough [152] und die „fixed tissue spread technique" von Dougherty [86] haben viel zu einer mehr funktionell ausgerichteten Betrachtungsweise der cellulären Infektabwehr beigetragen. Diese Autoren betonten aufgrund ihrer Untersuchungen insbesondere die Rolle der Lymphocyten bereits in der Frühphase der lokalen Entzündungsreaktion. Clark und Clark bereicherten 1936 die experimentelle Entzündungsforschung mit ihrer am Ohr des lebenden Kaninchens durchgeführten „rabbit ear-chamber"-Methode, welche weite Verbreitung fand [65, 112]. Im Gegensatz zu den vorher genannten Arbeiten von Kolough und Dougherty, wurde im System der Kaninchen-Ohrkammer nach mechanischer und chemischer Reizung eine vorwiegend granulocytäre Zellemigration beobachtet [63, 65, 112]. Große Verdienste um die Erforschung biochemischer Vorgänge des Entzündungsprozesses hat sich Menkin [176—178] erworben, wenn auch seine zahlreichen Publikationen (Literaturzusammenstellung bei [40]), späterer Korrekturen bedurften [172]. Eine moderne Sicht der biochemischen und enzymatischen Eigenschaften von normalen und leukämischen Leukocyten findet sich in den Übersichten von Beck [17, 18]. Um den Rahmen dieser Schrift nicht zu sprengen, wird es in der Folge nötig sein, in erster Linie die weitere Entwicklung des Studiums der cellulären Infektabwehr beim Menschen zu verfolgen. Eine umfassende Darstellung des gesamten Entzündungsproblems bis 1956 findet sich bei Ehrich [94].

Die durch Rebuck u. Mitarb. [206—211] eingeführte Hautfenster-Deckglasmethode verlieh dem funktionellen Studium der experimentellen Entzündungsvorgänge bei gesunden und kranken Menschen neue Impulse [37, 38, 62, 131, 136, 193a, 196, 214, 242, 264, 186, 269]. Da diese Methode lediglich eine qualitative oder höchstens semi-quantitative Beurteilung der induzierten Leukocytenreaktion in den Hautfenstern gestattet, wurden in den letzten Jahren mehrere Modifikationen entwickelt, welche die genaue Quantifizierung der Zellexsudation in einem geschlossenen Kammersystem ermöglichten [40, 111, 197, 229, 240]. Mit Hilfe dieser quantitativen Haut-kammer-, bzw. Hautblasen-Methoden konnte z. B. bei akuten Leukämien eine von der zirkulierenden Granulocytenzahl teilweise unabhängige, schwere Beeinträchtigung der lokalisierten Leukocyten-Mobilisation ermittelt werden [133a, 197, 223, 226], was die auffallend erhöhte Infektanfälligkeit dieser Kranken experimentell größtenteils erklären dürfte. Störungen der lokalen Entzündungsreaktion wurden auch bei einzelnen myeloproliferati-ven und lymphoproliferativen Syndromen [224] und anderen Tumorpatienten [240], sowie während Alkoholinfusionen [52] gefunden.

3. Definition der lokalisierten Leukocyten-Mobilisation

Die Entzündungsreaktion ist in ihrem Ablauf ein äußerst komplexer Vorgang, in welchem humorale und celluläre Komponenten eng miteinander vermischt ablaufen. Die Entzündungsreaktion hat prinzipiell defensiven Charakter und dient letztlich der Homöostase [94], kann jedoch wie im Beispiel der Autoimmunkrankheiten „offensiven" Charakter annehmen. Der akute Entzündungsvorgang läßt sich — ungeachtet aller begrifflichen Spitzfindigkeiten und Kontroversen — grundsätzlich didaktisch in folgende Hauptphasen unterteilen, welche schematisch in Abb. 1 dargestellt sind:

1. entzündliche Alteration (Störphase),
2. entzündliche Kreislaufstörung (vasculäre Phase),
3. entzündliche Exsudation von Plasmabestandteilen,
4. entzündliche leukocytäre Infiltration (Überwindungsphase).

Auf diese akute Reaktion folgt (vor allem bei chronischen Entzündungen) die Phase der entzündlichen *Proliferation* mit oder ohne Anpassungsreaktion i. S. der Antikörperbildung, sowie am Ende die *Reparationsphase* [6]. Die einzelnen Phasen des Entzündungsablaufes greifen jedoch fließend ineinander über.

Beim Studium der lokalen Entzündungsreaktion mittels eines quantitativen Hautkammer-Systems [197, 228] wird in erster Linie der Vorgang der akuten leukocytären Emigration bzw. perivasculären Infiltration verfolgt.

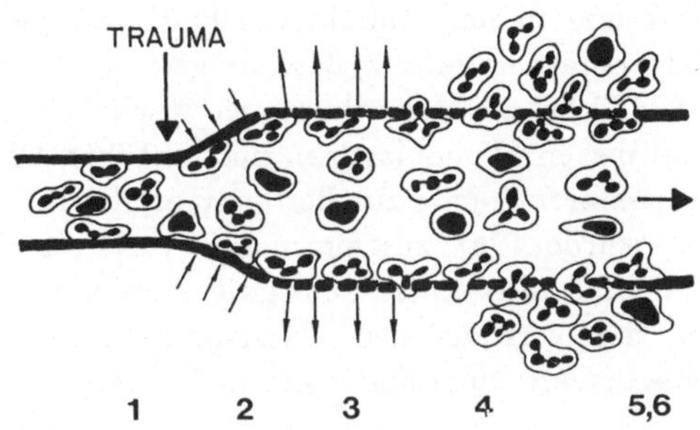

Abb. 1. Schematisierter Ablauf der akuten lokalen Entzündungsreaktion während des Leukocyten-Mobilisations-Tests. 1=Störphase, 2=Vasculäre Phase, 3=Exsudationsphase, 4=Emigrationsphase, 5, 6=Proliferations- und Reparationsphase

Um keine Vermischung mit bereits vorbelasteten pathologisch-anatomischen Begriffen zu riskieren, wurde die Summe der mit der Plastik-Hautkammermethode [228] erfaßten akuten cellulären Abwehrvorgänge als „lokalisierte Leukocyten-Mobilisation" (LLM) definiert. Diese LLM ist die Folge aller im einzelnen noch nicht genau abgrenzbaren humoralen, vasculären und cellulären Abwehrreaktionen als Folge des gewählten (mechanischen) Entzündungsreizes. Die *lokalisierte* Leukocyten-Mobilisation umschreibt den Vorgang der Mobilisierung von Abwehrzellen aus der Blutbahn an die „Front" im Gewebe, und unterscheidet sich damit von der *generalisierten* Leukocyten-Mobilisation (Knochenmarks-Reserve), welche das Maß der leukocytären Ausschwemmung aus dem Knochenmark-Speicher in die Blutbahn umschreibt [73, 253].

III. Eigenes Untersuchungsgut

Vom 1. 11. 1966 bis zum 31. 8. 1970 wurden im Cancer Clinical Research Center (Department of Medicine A) des Roswell Park Memorial Institute, Buffalo, N.Y. USA und in der Onkologisch-Hämatologischen Station der Medizinischen Universitäts-Poliklinik Basel insgesamt 451 Leukocyten-Mobilisations-Tests (LMT) bei 63 Normalpersonen sowie bei 161 Patienten mit vorwiegend generalisierten Hämoblastosen durchgeführt. Die dabei verwendete Plastik-Hautkammermethode zur Bestimmung der lokalisierten Leukocyten-Mobilisation wurde 1967 zusammen mit vorläufigen Resultaten bei Gesunden und Patienten mit akuter Leukämie kurz mitgeteilt [223]. Eine Zusammenstellung der verschiedenen Untersuchungsgruppen sowie deren Alters- und Geschlechtsverteilung findet sich in Tabelle 1.

Tabelle 1. *Zusammenstellung von Alters- und Geschlechtsverteilung bei verschiedenen Patientengruppen der mit autologem Serum durchgeführten Leukocyten-Mobilisations-Tests (LMT)*

Diagnose	Zahl der Personen	Männer	Frauen	Alter [a] Jahre	Zahl der LMT
Gesunde (Kontrollgruppe)	63	37	26	27	97
Akute myeloische Leukämie	49	30	19	40	66
Akute lymphatische Leukämie	12	7	5	24	17
Chronische myeloische Leukämie	16	10	6	38	20
Chronische lymphatische Leukämie	14	11	3	64	18
Myeloprolif. Syndrome	8	3	5	51	9
Maligne Lymphome	33	21	12	40	42
Multiples Myelom	14	8	6	61	19
Präleukosen, Varia	15	8	7	37	16
Total	224	135	89	—	304

[a] Mittelwert (Median)

Eine große Zahl weiterer LMT wurde bei Patienten mit nicht-hämatologischen soliden Tumoren und bei nicht-malignen Erkrankungen mit erhöhter Infektanfälligkeit (v. a. Leberleiden) zu Vergleichszwecken durchgeführt. Auf diese Resultate soll im Rahmen dieser Monographie nur insofern eingegangen werden, als sie für das Verständnis der Infektabwehr bei Hämoblastosen von Bedeutung sind.

1. Normalpersonen

Die Kontrollgruppe von Normalpersonen bestand fast ausschließlich aus voll arbeitsfähigen Spitalangestellten, die sich freiwillig für die Durchführung des LMT zur Verfügung stellten. Die LMT wurden nur in Abwesenheit klinisch faßbarer Infekte vorgenommen. Mit Ausnahme einer 5köpfigen Familie, 2 Geschwisterpaaren und einem Paar eineiiger Zwillinge waren alle übrigen gesunden Probanden nicht blutsverwandt.

Alle Untersuchten hatten mindestens einen LMT mit autologem Serum als Kammermedium, was in der Folge als „Standard-Test" betrachtet wird.

Tabelle 2. *Zusammenstellung aller Leukocyten-Mobilisations-Tetsts (LMT) geordnet nach verwendeten Kammermedien*

Kammermedium	Zahl der LMT [a]
Serum autolog	304
homolog	5
Plasma autolog	2
Kochsalzlösung ungepuffert (KS)	5
gepuffert (GKS)	12
Gewebekulturmedien	5
GKS mit 1—50% autolog. Serum	8
Varidase	10
Steroiden, Pyrogenstoffen	4
vasoaktiven Substanzen	6
Serum mit Antigenzusatz	14
Steroiden (lokal)	5
Pyrogenstoffen (lokal)	10
vasoaktiven Substanzen	·8
Serum mit Einwirkung von systemisch verabreichten Steroiden und Pyrogenstoffen	53
Total LMT	441 [b]

[a] Bei einem Teil der Versuchspersonen wurden 2—6 simultane oder 2—12 aufeinanderfolgende LMT durchgeführt.

[b] Zahl der auswertbaren LMT=417.

Wiederholungen des LMT über kurze und längere Zeiträume wurde bei
Gesunden zur Prüfung der Reproduzierbarkeit der Methode sowie des
kinetischen Leukocyten-Mobilisations-Typs vorgenommen. Simultane LMT
mit identischen Kammermedien wurden ebenfalls zur Bestimmung der Feh-
lerquellen der Methode bei einer Gruppe von Normalpersonen durchgeführt.
Vergleichende Doppel-, Tripel- und Quadrupel-LMT mit verschiedenen
Kammermedien wurden bei Gesunden — und ausnahmsweise auch bei
Patienten — zur Bestimmung des Einflusses verschiedener endogener und
exogener Faktoren auf die lokalisierte Leukocyten-Mobilisation durchgeführt (Tabelle 2). Kurzfristige Wiederholungen der LMT innert 1—3 Tagen
nach einem Basis-Test erlaubten das Studium der LLM unter dem Einfluß
systemisch verabreichter Medikamente, wie z. B. Corticosteroide und pyrogene Reizstoffe.

2. Patientengut

Über die Zusammensetzung der verschiedenen Patientengruppen mit
akuten und chronischen Hämoblasten sowie ähnlicher Syndrome orientiert
Tabelle 1. In sämtlichen Fällen von hämatologischen Neoplasien war die
Diagnose durch cytologische und/oder histologische Untersuchung von Kno-
chenmark- oder Lymphknotenmaterial gesichert. Für die Klassifikation der
Leukämien und malignen Lymphome galten die Richtlinien der „Acute Leukemia Group B", einer international organisierten Chemotherapie-Studien-
gruppe [1, 95, 104]. Die Differentialdiagnose akuter Leukämien erfolgte
nebst den routinemäßigen morphologischen Kriterien mittels zusätzlicher
cytochemischer [22, 121, 122, 203] und enzymatische Kriterien [193, 227].
Der initiale LMT wurde in der Regel vor Beginn einer intensiven Chemotherapie durchgeführt. Bei 8 Patienten mit akuten und chronischen Leukämien und bei 4 Patienten mit Morbus Hodgkin bzw. Myelom bestanden im
Zeitpunkt des initialen LMT faßbare Infekte. Knapp die Hälfte der Personen mit akuten Leukämien und die meisten Patienten mit chronischen
Leukämien, malignen Lymphomen und multiplem Myelom hatten vor Ein-
tritt in unsere Behandlung anderweitig eine medikamentöse oder radio-
therapeutische Tumorbehandlung erhalten.

Wenn möglich, wurde der LMT in späteren Krankheitsphasen wiederholt, insbesondere bei Leukämiepatienten in Remission bzw. folgendem
Rezidiv. In der Regel wurden alle diese LMT mit autologem Serum der
jeweiligen Krankheitsphase durchgeführt. Vereinzelt wurden „cross-over-
tests" mit autologen Seren vorheriger Krankheitsphasen (Remission, Rezidiv)
bzw. mit homologen Seren bei informierten Patienten mit Leukämien und
terminalen soliden Tumoren vorgenommen.

IV. Methodik der lokalisierten Leukocyten-Mobilisation

1. Der Leukocyten-Mobilisations-Test (LMT)

a) Klinische Daten vor Testbeginn

Bei sämtlichen untersuchten Personen wurde bei Beginn des LMT ein vollständiges peripheres Hämogramm [Hämoglobingehalt, Zahl von Erythrocyten (Ec), Leukocyten (Lc) und Thrombocyten, Differentialblutbild] durchgeführt. In ausgewählten Fällen wurde die Lc-zahl und das weiße Blutbild 4, 8 und 24 Stunden nach Testbeginn wiederholt, um mögliche Einflüsse des LMT auf die Zahl der zirkulierenden Lc zu erfassen [229].

In jedem Fall erfolgte eine genaue Anamnese in bezug auf frühere Infekte bzw. Infektanfälligkeit, sowie bei allen Patienten eine vollständige klinische Untersuchung und, falls indiziert, eine bakteriologische und radiologische Abklärung von möglichen Infektherden. Alle Leukämiepatienten hatten in der Regel innert 3 Tagen vor oder nach dem Datum des LMT eine Knochenmarksuntersuchung, so daß die Resultate der LLM mit den Krankheitsphasen korreliert werden konnten. Die weiteren klinischen und Laboratoriumsbefunde wurden den medizinischen Akten der beiden genannten Institutionen entnommen. Mit wenigen Ausnahmen wurden alle untersuchten Patienten im Rahmen kontrollierter Chemotherapie-Protokolle der „Acute Leukemia Group B" behandelt.

b) Präparationen der Kammermedien

Um die Bedingungen des LMT möglichst physiologisch zu gestalten, wurde *autologes, zellfreies Serum* als reguläres Kammermedium gewählt. Alle benützten Glaswaren waren silikonisiert (Siliclad, Clay-Adams) und steril. Die Keimfreiheit der verschiedenen Medien wurde durch bakteriologische Kontrollen laufend überprüft. Zu Vergleichszwecken wurden weitere LMT mit anderen Medien durchgeführt. Die Herstellung dieser Kammermedien erfolgte unter folgenden Bedingungen:

Autologes Serum: Präprandiale venöse Blutentnahme von 30 ml am Vorabend des vorgesehenen LMT. Stehenlassen des Nativblutes bei Zimmertemperatur während 60

	Minuten in silikonisierten 40 ml Zentrifugenröhrchen mit Plastikverschluß. Lösen des Coagulums am oberen Glasrand mittels sterilem Holzapplikator. Zentrifugation dieser verschlossenen Röhrchen während 15 Minuten bei 2—4° C und 600 g (International Refrigerated Centrifuge, Modell PR-2). Abtrennung des Serumüberstandes (in der Regel 12—14 ml) mit Pasteurpipetten und Prüfung des Serums auf Zellkontamination. Lagerung bis zum Gebrauch bei 4° C, oder bei länger als 24 Stunden dauerndem Intervall bis zur Durchführung der LMT bei −20° C.
Homologes Serum:	Gleich wie autologes Serum.
Autologes Plasma:	Blutentnahme von 30 ml in Plastikspritze, mit Zusatz von 10—25 E. Heparin Sodium (Upjohn, Kalamazoo, Mich. USA) pro ml Blut. Übriges Vorgehen gleich wie Serum.
Kochsalzlösung: (KS)	Isotonische, sterile, pyrogenfreie Kochsalzlösung wurde in Stechampullen erhalten aus den Institutsapotheken des Roswell Park Memorial Institute sowie des Bürgerspitals Basel. Das pH dieser Lösungen lag zwischen 4,5—5,2.
Gepufferte KS: (GKS)	Isotonische, sterile, pyrogenfreie KS mit einem pH von 7,4 nach Phosphatzusatz wurde aus denselben Institutsapotheken erhalten.
GKS-Varidase:	Varidase (Streptokinase + Streptodornase, Lederle Lab. Division, Pearl River, N.Y.) 125 Einheiten pro ml GKS, wurde unmittelbar vor Beginn des LMT zum Medium beigefügt.
GKS-Serum:	Autologes Serum wurde in Konzentrationen von 1—66% (Volumenprozent) zu GKS beigefügt.
Gewebekulturmedien:	Medium RPMI 1640 und Eagle X-1 *ohne* fetales Kälberserum sowie Hanks-GKS wurden unverändert aus dem Gewebekulturlaboratorium des Roswell Park Memorial Institute erhalten [185].

Eine Reihe von Antigenen (Varidase, Tuberkulin, PPD, Mumps-Antigen, Tetanus-Anatoxin, Histoplasmin) sowie weitere Stoffe (Steroide, vasoaktive Substanzen: Adrenalin, Histamin, Serotonin, Bradykinin) und entzündliche Reizstoffe (Etiocholanolone, Echinacin) wurden in logarithmischen Verdünnungsreihen unmittelbar vor Testbeginn dem Kammermedium beigefügt.

Sämtliche Medien wurden während der ganzen Testdauer von 24 Stunden bei 4° C aufbewahrt, und anfänglich unmittelbar vor jedem Wechsel des Kammermediums kurzfristig auf 35° C erwärmt. Dieses Aufwärmen erwies sich in der Folge als überflüssig.

c) Mechanisierte Hautschürfungsmethode

Eine Reihe von Vorversuchen mit früher angewandten Hautschürfungsmethoden mittels steriler chirurgischer Klingen [196, 197, 207] ergab schlecht meßbare, wenig einheitliche Hautläsionen und ungenügende Reproduzierbarkeit der LLM-Resultate. Es wurde deshalb eine standardisierte Methode zur Erzielung gleichmäßiger Hautschürfungen verwendet [228, 229].

Der Vorderarm der nicht dominanten Seite jeder Versuchsperson wurde zirkulär trocken rasiert und anschließend volarseits mit 1% Jodlösung desinfiziert. Nach 1 Minute Einwirkungszeit wurde die Jodlösung mit Isopropylalkoholtupfern weggewischt, und das Feld luftgetrocknet. Unter Mitwirkung einer Hilfsperson wurde die Haut des volaren Vorderarms in longitudinaler und transversaler Richtung gleichmäßig gespannt, ohne das zentrale für den LMT vorgesehene Feld zu kontaminieren. Während der Abrasionsdauer schloß die Testperson zur besseren Straffung der Hautunterlage die Faust. Ein handliches elektrisches Hochleistungsbohrgerät (HANDEE 6000 Grinder, montierte Schleifzylinder SS-21A oder SS-19A, Chicago Wheel Co., Chicago, Ill., USA) mit einer Tourenzahl von 25 000/min wurde zur Vornahme der Hautschürfungen verwendet (Abb. 2). Die Schleifzylinder wurden vor dem Gebrauch in einer Aluminiumfolie verpackt hitze-sterilisiert. Die Außenseite des kleinen Schleifzylinders von 12 mm Länge (1/2 inch) glitt dabei unter Führung des Instruments mit beiden Händen über eine Strecke von ungefähr 10 mm über die gespannte Haut. Die resultierenden Hautschürfungen maßen 0,9—1,3 cm², waren rechteckig, bzw. quadratisch in beiden Richtungen leicht meßbar und von uniformer Tiefe. Das feine Capillarnetz des Stratum papillare des Coriums war ohne makroskopische Blutungen sichtbar.

Um das Einschneiden der Kanten und damit die Blutungsgefahr zu verhindern, wurden die Schleifzylinder vor der Sterilisation mittels einer Metallfeile leicht abgerundet. Kleinere Variationen in der Tiefe der Hautläsionen oder initiale schwache Blutungen beeinträchtigen gemäß vergleichenden Untersuchungen den Ablauf des LMT nicht.

d) Die Plastik-Hautkammer-Technik

Kleine Plastik-Hautkammern wurden in großer Zahl aus hitzebeständigem Polypropylen (Bottle caps 20 mm, The Nalge Co., Rochester N.Y., USA) angefertigt, und in der Regel als Wegwerf-Einheiten nur einmal ver-

wendet. Zwei gekürzte Leichtmetall-Nadelköpfe von Wegwerf-Injektions-
nadeln (Größe 18, Monoject, Roehr Co., Inc., Deland, Fla., USA) wurden
einige Sekunden lang in einer offenen Gasflamme erhitzt, und dann einander
gegenüberliegend permanent in die Wände der Plastikkammern einge-
schmolzen, so daß je ein Zugang an Kammerboden und -dach bestand
(Abb. 2). Der Hohlraum der Nadelköpfe wurde beim Durchstich der Plastik-
wände oft mit geschmolzenem Polypropylen verschlossen, was mit einer
erhitzten Nadel mühelos behoben werden konnte. Die Kammeröffnungen

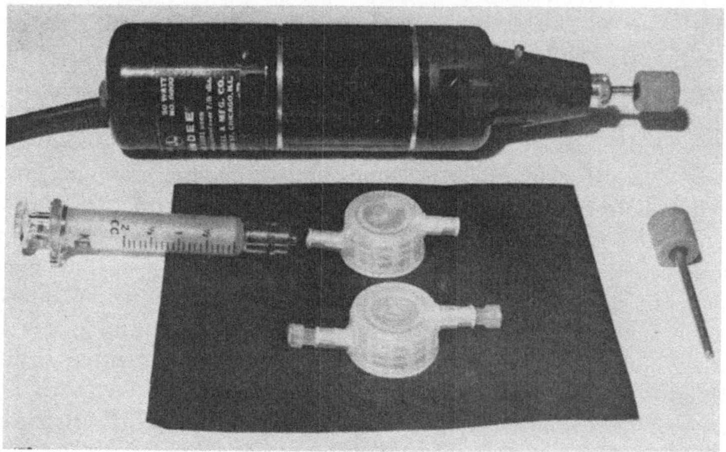

Abb. 2. Technisches Material zur Durchführung des Leukocyten-Mobilisations-Tests:
Bohrgerät mit kleinen auswechselbaren Schleifzylindern (oben) und Plastik-Hautkammer mit Plastikstopfen und 2 ml „Luer"-Verschluß-Glasspritzen (unten) [229]

wurden von außen mit auswechselbaren Plastikstopfen verschlossen (Luer-
lock-Record-Zwischenstücke Merz & Dade A.G., Bern), wobei das zentrale
Lumen mittels hitzebeständigem Epoxyklebstoff (Araldit, CIBA A.G., Basel)
verschlossen wurde. Die Kammersysteme konnten bei Bedarf gut gereinigt
und in Aluminiumfolie verpackt wiederholt ohne Schaden im Autoklaven
sterilisiert werden. Sowohl Kammern wie Plastikstopfen wurden silikonisiert (Silicad, Clay Adams). Der untere äußere Rand der Plastik-Hautkammern wurde vor Gebrauch mit einer Feile leicht gerundet, um ein Einschneiden auf der Haut zu vermeiden.

Jede Hautläsion wurde sofort mit einer sterilen Plastik-Hautkammer
überdeckt. Die Kammersysteme wurden dabei zur Erleichterung der Mani-
pulationen an den beiden Kammeröffnungen quer zur Längsachse des Armes
aufgelegt. Unter leichtem Druck auf das Kammerdach wurde der Außen-
rand des Kammerunterteils mit einem feinen Streifen eines reizlosen Kleb-
stoffs (Ducocement, Dupont de Nemours Co., Inc., Wilmington, Del., USA,

bzw. Cementit, Merz & Benteli A.G., Bern) mit der Haut verbunden. Diese Maßnahme beseitigte weitgehend das in Vorversuchen, sowie durch andere Autoren beobachtete Undichtwerden am Kammerrand bei Bewegungen des Armes [196]. Die Kammern wurden daraufhin mit 5 cm breitem Heftpflaster aus welchem vorher ein zentrales 7×0,7 cm großes Fenster herausgeschnitten worden war, unter mäßigem Zug zirkulär auf dem Arm fixiert (Abb. 3). Die kleinen Ausmaße der Plastikkammern erlaubten das Anbringen von 2—4 Kammersystemen auf demselben volaren Vorderarm, was eine notwendige Voraussetzung für die Durchführung simultaner LMT zu Vergleichszwecken war (Abb. 3).

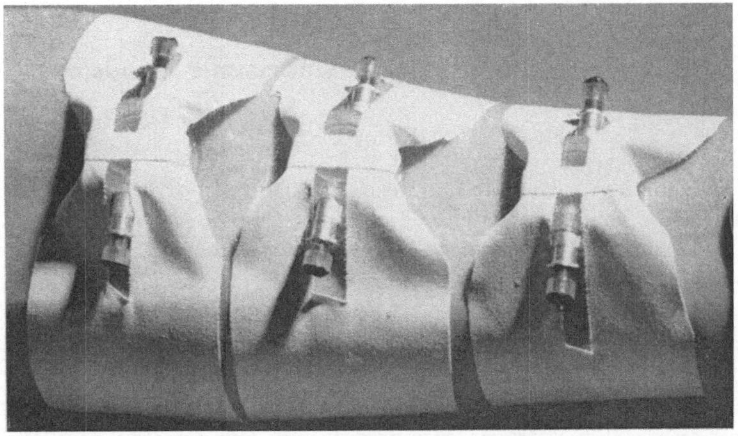

Abb. 3. Anordnung der Plastik-Hautkammer auf dem volaren Vorderarm bei einem simultanen Tripeltest [226]

Die Kammern besaßen ein Gesamtvolumen von 2,6 ml. Sie wurden sofort nach erfolgter Fixation mittels 2 ml Glasspritzen mit Luer-Verschluß mit 2,0 ml autologem Serum oder einem Vergleichsmedium gefüllt. Die Verwendung von 2 ml Plastik-Wegwerfspritzen war wohl möglich, resultierte jedoch wegen der Rigidität bei Verschiebungen des Stempels vermehrt in technischen Zwischenfällen. Die basale Kammeröffnung diente als Spritzen-Anschluß für alle Flüssigkeitswechsel, die obere Kammeröffnung lediglich als Luftventil (außer bei Kammerspülungen).

e) Wechsel der Kammermedien

Außer bei spezieller Fragestellung, wurden die Plastik-Hautkammern regelmäßig 2, 4, 6, 8 und 24 Stunden nach Beginn des LMT entleert. Zusätzliche Wechsel der Kammermedien erfolgten in einem Teil der LMT 12, 16,

32, 48 und 54 Stunden nach Anlegen der Hautschürfungen. Mittels einer 2 ml Spritze wurde das gesamte Kammerexsudat aspiriert, wobei in der Regel 1,8—2,0 ml zurückgewonnen werden konnten. Daraufhin erfolgte unmittelbar die erneute Kammerfüllung mit 2,0 ml desselben Mediums. Die gewonnenen Kammerexsudate wurden in gradierte 12 ml Zentrifugenröhrchen eingefüllt und das Exsudatvolumen registriert. Nach dem Mediumwechsel wurden die Kammersysteme wieder mit sterilen Plastikstopfen verschlossen, durch einen sterilen 10×10 cm messenden Gazetampon abgedeckt und dann mit einer elastischen Binde zusätzlich auf dem Arm fixiert. Diese Anordnung gewährleistete praktisch völlige Bewegungsfreiheit des Armes.

2. Untersuchungen an den Hautkammer-Exsudaten

a) Hautläsion

Die Kammern wurden in der Regel 24 Stunden nach Testbeginn im Anschluß an die letzte Exsudatentnahme durch Ablösen des Heftpflasterüberzugs entfernt. Dabei wurde meistens ein fibrinös-eitriges Restexsudat von ca. 0,1—0,2 ml Volumen am Grunde der Kammer festgestellt. Bei einzelnen Personen konnte nach erfolgter Kammerentfernung durch Abstreichen der Läsion mit feuchter steriler Gaze eine feine, netzartige Membran entfernt werden; die „Exsudatmembran" [229]). Direkte Tupfpräparate wurden von vielen Hautschürfungen sowie dieser „Exsudatmembran" bei 24 Stunden mittels steriler Objektträger entnommen und routinemäßig nach Wright-Giemsa oder May-Grünwald-Giemsa gefärbt.

Die Ausdehnung der Schürfung wurde in beiden Richtungen genau gemessen und die Fläche auf dem Daten-Sammelblatt registriert. In einem Teil der Experimente wurden nach Reinigung der Hautläsionen mit steriler feuchter Gaze sterile Objektträger oder Deckgläser während 1—24 Stunden auf die früher durch die Kammern bedeckten Schürfungen aufgebracht. Am Ende des LMT wurden die Hautläsionen mit einem kleinen Schnellklebeverband bedeckt, welcher von den Versuchspersonen nach Belieben entfernt werden konnte.

b) Numerische Untersuchung der Kammerexsudate

Alle Kammerexsudate wurden innert weniger als 30 min einer Leukocyten- und Erythrocytenzählung mit Doppelbestimmung unterzogen. Nach Voruntersuchungen mit einem elektronischen Partikelzähler (Coulter Counter, Modell Fn, Healey, Florida, USA) wurden aufgrund großer Streuung der Resultate bei kleiner Zellzahl ausschließlich manuelle Hämatocytometerbestimmungen durchgeführt (Neubauer-Zählkammer). Die Regi-

Tabelle 3a. *Datensammelblatt zur Durchführung des Leukocyten-Mobilisations-Tests*

ame:		Alter: J.	Geschlecht: M F	Exp. No. B-
linik:		Diagnose:		
namnese:		Therapie:		

atum: Add. Exsudat-Diff. %

	Kammer	Medium	Volumen ml	Mult. Fakt.	Lc mm²	Lc mm³	Lc Total ×10³	Lc/cm² ×10³	Lc/cm² cum×10³	Lc/cm²/H ×10³	Ec mm³	Blasten	PMN Stab	PMN Seg.	Mono Macro	Ly	
2 h	1																
	2																
	3																
4 h	1																
	2																
	3																
6 h	1																
	2																
	3																
8 h	1																
	2																
	3																
2 h	1																
	2																
	3																
4 h	1																
	2																
	3																

Bakt. Kultur 24 h: Schürfungsfläche cm²

2   Senn, Infektabwehr

strierung von Exsudatvolumen und Zellgehalt, sowie aller übriger Testdaten erfolgte auf einem speziellen Datenbogen (Tabelle 3a), der die weitere Auswertung vereinfachte.

c) Korrektur für Erythrocytenkontamination

Selbst bei völligem Fehlen makroskopisch faßbarer Blutungen beim Anlegen der Hautschürfungen ergab die Zellzählung der Kammerexsudate regelmäßig eine Erythrocytenkontamination. Diese Erythrocyten-Beimengung war auch bei Normalpersonen im 2- und 4-Stunden-Exsudat meistens größer als die Zahl der mobilisierten Leukocyten (Lc). Da diese Erythrocytenkontamination höchstwahrscheinlich das Resultat passiver Diathese darstellt, wurde der Kammer-Leukocytengehalt pro mm³ entsprechend dem Verhältnis zwischen Ec und Lc im peripheren Blut korrigiert [229], um möglichst nur die Zahl der aktiv mobilisierten Leukocyten zu erfassen. Dieser Korrektur kam bei Normalpersonen nur in den 2-Stunden-Exsudaten, sowie in serumfreien Medien Bedeutung zu. Ausgeprägte mikroskopische und oft makroskopische Blutung erfolgte mit KS, GKS und GKS-Varidase. Persistierende schwere Blutungstendenz wurde mit heparinisiertem Plasma beobachtet. Die Korrektur der Ec-Kontamination war auch von Bedeutung in LMT bei Patienten mit Hämoblastosen und gleichzeitiger hämorrhagischer Diathese (siehe Kapitel VIII).

d) Morphologische Untersuchung der Kammerexsudate

Nach direkter Zellzählung wurden sämtliche Exsudate bei Raumtemperatur oder 4° C während 10 min bei 150×g zentrifugiert. Das überstehende Serum bzw. Medium wurde mit sterilen Pasteurpipetten bis auf ca. 0,2 ml abgetrennt und für weitere biochemische Untersuchungen bei −20° C aufbewahrt. Das Zellsediment wurde mittels einer Glaspipette mit dem Rest des Mediums gleichmäßig vermischt. Kleine Tropfen dieser Leukocytensuspension wurden auf Objektträgern ausgestrichen, rasch luftgetrocknet und wie Blutausstriche gefärbt. Die Tupfpräparate von den Hautfenstern und die später auf die Hautläsionen aufgebrachten sterilen Objektträger und Deckgläser wurden mit derselben Färbemethode behandelt. In den Ausstrichen der Kammerexsudate wurden je nach Zellgehalt 50—200 Leukocyten ausdifferenziert. Ein Teil der Präparate wurde zusätzlich cytochemisch untersucht (Peroxydase, Sudan Black B, PAS) [122].

e) Vitalitätsstudien der Exsudat-Leukocyten

Zur Charakterisierung der Vitalität der in die Hautkammern mobilisierenden Lc wurde bei einer Reihe von LMT mit verschiedenen Kammermedien (Serum, KS, GKS, GKS-Varidase, GKS-Serum) 1 Teil der Zellsuspension sofort nach Entnahme mit 10 Teilen 0,1% Trypan-Blau-Lösung bei 37° inkubiert. Die Inkubation erfolgte 30 min lang in einer beidseits mit Parafilm versiegelten Lc-Zählpipette. Nach Auszählung von 100 bis 200 Exsudatzellen wurde der Prozentsatz der ungefärbten, vermutlich „intakten" Lc registriert [247]. Weitere Vitalitätsstudien umfaßten: Kurzzeitzellkulturen in Medium RPMI 1640 [185], und in vitro sowie in vivo Phagocytoseversuche mit Exsudat-Leukocyten und inerten Partikeln wie kolloidaler Kohle und Polystyren-Latex (Dow Chemical Corp., Midland, Mich., USA, Partikelgröße 0,81 μ).

f) Enzymstudien an Exsudatzellen und Exsudatflüssigkeit

Als weiterer Ausdruck der Zellintegrität bzw. -desintegration in den Entzündungsexsudaten wurde das im hämatopoietischen System fast ausschließlich in den Granulocyten und Monocyten lokalisierte hydrolytische Enzym Muramidase (Lysozym) in Exsudatzellen und zellfreien Überständen der Kammerproben bestimmt [53, 98, 227]. Die Enzymbestimmung erfolgte nach der „Lysoplate" Methode von Ossermann und Lawlor [193]. Es handelt sich dabei um eine radiale Enzymdiffusionsmethode. Die Korrelation zwischen Enzymkonzentration und Durchmesser der Agar-Klärungszonen war im allgemeinen in einem weiten Konzentrationsbereich semilogarithmisch aufgetragen linear (Abb. 4). Im ganzen wurden Muramidasebestimmungen in 284 Hautkammerexsudaten und in 85 homogenisierten Zellsuspensionen von gesunden Personen vorgenommen [227]. Zusätzliche Enzymbestimmungen erfolgten bei experimentellen und klinischen Entzündungsexsudaten von Patienten mit Leukämien.

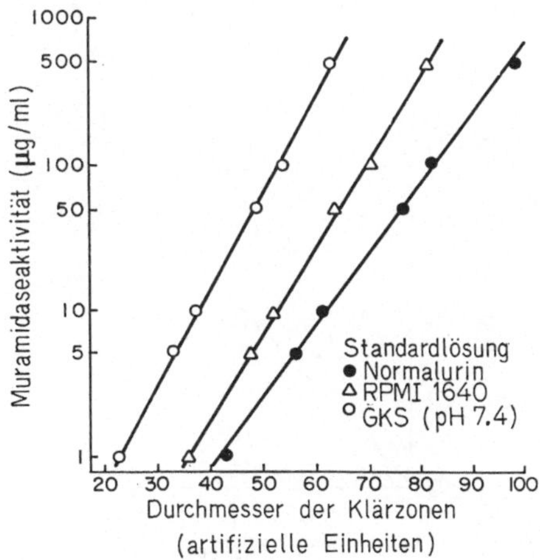

Abb. 4. Lysoplate-Methode. Standard-Kurven von Hühnereiweiß-Muramidase-Verdünnungen in verschiedenen Medien auf Micrococcus leisodeiktikus-Agarplatte [227]

g) Bakteriologische Untersuchungen der Exsudate

Um eine mögliche bakterielle Kontamination im Ablauf der LMT nicht zu übersehen, erfolgten regelmäßige bakteriologische Kontrollen. Während der ersten 20 LMT wurde jedes einzelne Kammerexsudat sowohl auf Blutagarplatten wie auch in speziellen Vakuum-Kulturbehältern (CO_2-Tryptic-Soy-Broth, Difco Laboratories, Detroit, Mich., USA) kultiviert. Das Inoculum betrug 0,2—0,3 ml für beide Verfahren, die Inkubationsdauer 48—72 Stunden bei 37° C. Verdächtige Kulturen wurden routinemäßig weiter identifiziert. In der Folge beschränkten wir uns auf regelmäßige Kulturen des letzten Kammerexsudats bei jedem LMT, sowie auf Stichproben in den verschiedenen Kammermedien vor ihrer Verwendung. Kontaminationen in den Hautkammern waren äußerst selten (5 von über 400 LMT). Diese Experimente wurden gesondert ausgewertet.

3. Definitionen und statistische Auswertung

a) Kumulative Leukocyten-Mobilisation

Die Leukocyten-Emigration in die Plastikkammern wurde unter Einbezug des Exsudatvolumens für jedes Intervall (0—2, 2—4 Stunden, etc.) in Millionen von Exsudatleukocyten ausgedrückt. Zur Ausschaltung der kleinen Unterschiede in der Fläche der Hautfenster, wurde eine Standardisierung der Exsudatzellzahl pro cm² Schürfungsoberfläche vorgenommen. In Mehr-

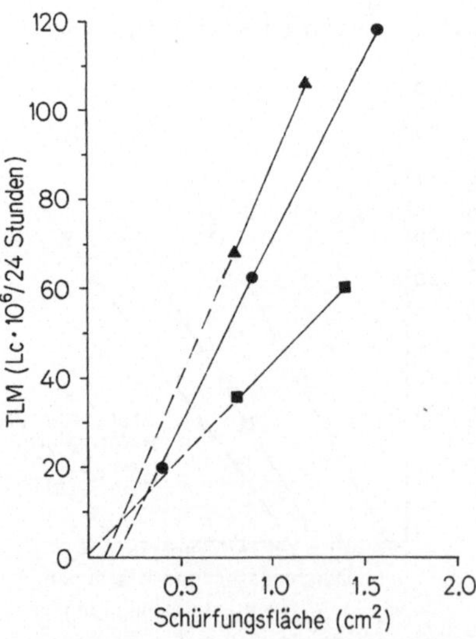

Abb. 5. Lineare Abhängigkeit der totalen Leukocyten-Mobilisation (TLM) von der Fläche der Hautschürfung bei 3 gesunden Personen [224]

fach-Kammerversuchen mit verschieden großen Hautfensterflächen bestand
eine nahezu lineare Abhängigkeit zwischen Leukocyten-Mobilisation und
Größe der Schürfung (Abb. 5).

Als *kumulative* Leukocyten-Mobilisation wurde die schrittweise Addition
der mobilisierten Exsudatzellen der verschiedenen Zeitintervalle bezeichnet,
ausgedrückt in $Lc \times 10^6/cm^2$ bei 2, 4, 6, 8, 12, 24 Stunden.

b) Totale Leukocyten-Mobilisation (TLM)

Die kumulative LLM bei 24 Stunden wurde als „totale Leukocyten-
Mobilisation" (TLM) definiert, ausgedrückt in $Lc \times 10^6/cm^2/24$ h. Wegen der
beobachteten kinetischen Unterschiede in der LLM bei gesunden Probanden
sowie auch innerhalb verschiedener Gruppen von Leukämiepatienten, erwies
sich die TLM als repräsentativerer Vergleichswert der cellulären Infektabwehr als die kumulative LLM bei 6 oder 8 Stunden.

c) Leukocyten-Mobilisations-Raten (LMR)

Als Leukocyten-Mobilisationsraten wurde das arithmetische Mittel der
Leukocytenzahl bezeichnet, welche pro Stunde während eines bestimmten
Sammelintervalls (0—2, 2—4 Stunden usw.) in die Kammern mobilisiert,
ausgedrückt in $Lc \times 10^6/cm^2/h$. Bei der graphischen Darstellung ist zu beach-
ten, daß diese LMR im Zeitpunkt der Exsudatentnahme, d. h. am Ende des
Sammelintervalls eingetragen wurden.

d) Blutgranulocyten-Clearance (BGC)

Um Zusammenhänge zwischen dem Ausmaß der LLM und der absoluten
Zahl zirkulierender Granulocyten zu berücksichtigen, wurde die Blutgranulocyten-Clearance errechnet nach der Formel

$$BGC = \frac{TLM \ (Exsudat\text{-}Lcx10^6/cm^2/24 \ h) \times 0.95}{Blut\text{-}PMN \times 10^6/ml} = \times ml/cm^2/24 \ h \ .$$

Dieser Wert umschreibt das theoretische Blutvolumen, welches während eines
bestimmten Sammelintervalls pro cm^2 Schürfungsfläche seine zirkulierenden
Granulocyten in die Kammerexsudate mobilisierte [133a, 226]. Der Wert
ist nur realistisch bei „Steady State" Bedingungen der zirkulierenden Granulocytenzahl, und auch dann wegen der Vernachlässigung des nicht bestimmten marginalen Granulocytenpools [6] anfechtbar.

e) Phagocytoseaktivitätsindex (PAI)

Wie anderweitig beschrieben [214a] stellt der PAI die Summe der Aktivi-
tätszahlen dar, welche sich durch Multiplikation des Prozentsatzes phago-
cytierender Granulocyten und ihres Phagocytosegrades (0—4) ergeben. Es
wurden jeweils 200 Granulocyten pro Ausstrich beurteilt.

f) Statistische Auswertung

Ein großer Teil der Daten wurde auf Lochkarten übertragen. Berechnungen wie Standardfehler, Vertrauensgrenzen und korrelative Fragestellungen wurden auf einem speziell programmierten IBM 1040 Computer gelöst (Department of Biostatistics, Roswell Park Memorial Institute, Buffalo N.Y., USA). Statistische Vergleiche erfolgten in der Regel nach dem Student-t-Test, mit den Korrekturen nach Yates.

4. Reproduzierbarkeit und Fehlerquellen des Leukocyten-Mobilisations-Tests

a) Reproduzierbarkeit

Ein Haupthindernis in früheren Studien über celluläre Infektabwehr war die schlechte Quantifizierung und ungenügende Reproduzierbarkeit der Leukocytenemigration in vivo, was exakte vergleichende Untersuchungen erschwerte oder nicht ermöglichte. Diese Limitation betraf sowohl die Schätzung der Lc-Exsudation in histologischen Schnitten [135], die „rabbit ear chamber" Methode und die Deckglasmethode nach Rebuck [63, 65, 207]. Demgegenüber erwies sich die Plastik-Hautkammermethode als auffallend reproduzierbar. Die simultanen Tests oder in kurzen Abständen von weni-

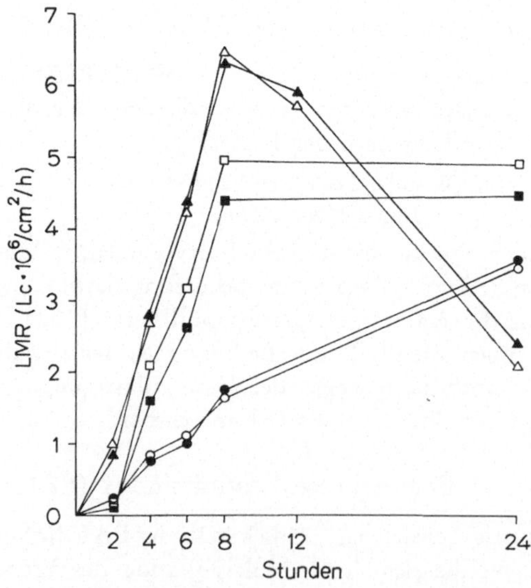

Abb. 6. Reproduzierbarkeit des Leukocyten-Mobilisationstests in simultanen Doppelexperimenten bei Normalpersonen aller 3 Mobilisationstypen

gen Tagen beim gleichen Probanden wiederholten LMT zeigten Schwankungen der totalen Leukocyten-Mobilisation von 1—15% (Medianwert 9,5%),
bezogen auf den jeweils tieferen TLM-Wert. Neben der TLM waren auch die
kinetischen Verlaufskurven der Leukocyten-Mobilisation in den meisten
Fällen reproduzierbar und zum Teil weitgehend identisch (Abb. 6).

b) Technische Fehlerquellen

Während sich die Schürfungsflächen als gut meßbar erwiesen und die
Standardisierung der Leukocyten-Mobilisation pro cm² Hautläsion mögliche
Flächendifferenzen bereinigte, erwies sich die Ermittlung des Einflusses der
Schürfungstiefe auf die LLM als schwieriger. Immerhin ergaben simultane
LMT über absichtlich verschieden tief gesetzten Hautfenstern, kontrollierbar
an der unterschiedlichen Ec-Kontamination der Frühexsudate, bei Gesunden
keine signifikanten Differenzen bezüglich der TLM. Die Exsudatverluste
beim Wechseln des Kammermediums betrugen in der Regel 0,1—0,2 ml
(5—10% des Gesamtexsudatvolumens) und wurden bei der Berechnung der
Exsudatzellzahl berücksichtigt. Dies führte eigentlich nicht zu einem „Zellverlust", sondern zur Verschiebung dieses Restexsudats in das nächstfolgende
Sammelintervall. Das Durchspülen der Plastikkammern mit 5 ml GKS oder
Gewebekulturmedium RPMI 1640 durch die obere Nadelöffnung nach jeder
Kammerexsudataufnahme führte zur ungefähren Ermittlung dieser Rest-
exsudate. Die Vergleichs-LMT mit nachfolgender Spülung ergaben in jedem
Intervall 10—15% mehr mobilisierte Zellen (Abb. 7). Die größte Fehler-

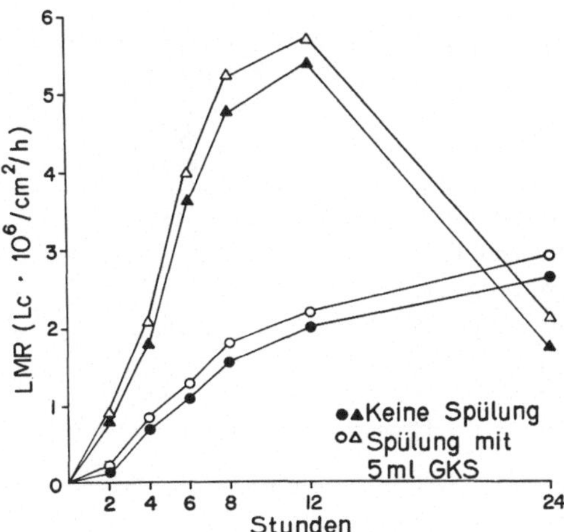

Abb. 7. Einfluß von Kammerspülungen mit 5 ml GKS nach Exsudatentnahme auf
den kinetischen Ablauf des Leukocyten-Mobilisationstests bei 2 gesunden Probanden

quelle bezüglich der quantitativen Leukocyten-Mobilisation stellt wahrscheinlich der Zellverlust bei Abschluß des LMT dar, indem bei 24 Stunden das zellreiche Restexsudat vernachlässigt wird. Spülversuche mit 5—50 ml GKS steigerten jedoch auch hier bei der beschriebenen Plastikkammermethode die Zahl der gewonnenen Lc nur um 8—15%. Wahrscheinlich ist die dauernde Bewegung des Exsudatspiegels durch subtotale Kammerfüllung von Bedeutung, indem möglichst viel Leukocyten in Suspension gewaschen werden. Dies stand in großem Gegensatz zu Vorversuchen mit der früher beschriebenen Glaskammermethode [197], bei welcher zusätzliche Spülungen nach unseren Erfahrungen regelmäßig 50—150% der beim Exsudatwechsel aspirierten Leukocyten enthielten [229]. Da die Plastikkammern mit den kurzen Nadelöffnungen keinen nennenswerten Totraum aufweisen und nicht benetzbar sind, sowie sämtliche mit den Zellen in Berührung stehenden Glaswaren silikonisiert wurden, darf der Zellverlust durch Adhäsion vernachlässigt werden.

c) Technische Probleme

Tabelle 3b faßt die beobachteten technischen Probleme bei sämtlichen 433 LMT zusammen. Diese Schwierigkeiten waren unbedeutend, und führten nur in Ausnahmefällen zur Nichtverwertbarkeit des LMT. Kosmetische Probleme bei Gesunden (permanente Pigmentation oder leichte Narbenbildung am Ort des früheren Hautfensters) waren bei Angehörigen der schwarzen Rasse viel ausgeprägter als bei Weißen. Heftpflasterreaktionen ließen sich durch Verwendung von nicht allergenen Klebestreifen vermeiden.

Tabelle 3b. *Zusammenstellung der technischen und kosmetischen Komplikationen bei 433 Leukocyten-Mobilisations-Tests*

Art der Komplikation	Aufgetreten in × LMT	Test deswegen nicht verwertbar
Bakterielle Kontamination während LMT	5	5
Infizierte Hautläsion nach Ende des LMT	3	—
Steriles Ödem (nach Antigenzusatz)	3	—
Undichtwerden der Hautkammer	8	7
Blutung im Hautkammersystem mit Coagulumbildung	4	4
Total	23	16
Kosmetische Folgen:		
Pigmentation der Hautläsion	ca. 110	—
Narbenbildung nach Hautläsion	ca. 25	—

Bei der Gruppe von Patienten mit hämatologischen Neoplasien traten ähnliche technische Probleme auf. Vereinzelt mußten LMT bei febrilen Leukämiepatienten abgebrochen werden, da sich die Kammern als Folge der Transpiration von der Haut lösten. Zusätzlich trat bei akuten und chronischen Leukämien eine unterschiedliche Blutungstendenz in die Plastik-Kammern auf, was vereinzelt zur Bildung von Coagula über dem Hautfenster führte [226]. Diese Komplikation konnte durch Aufpressen eines sterilen trockenen Gazetampons während 1—3 min nach erfolgter Hautschürfung vermieden werden. Bei Einhalten der üblichen Vorsichtsmaßnahmen bezüglich Sterilität traten Kontaminationen der Kammersysteme oder der Hautläsion nach Entfernung der Kammern äußerst selten auf.

5. Vergleichende Untersuchungen mit verwandten Methoden

a) Hautfenster-Deckglasmethode nach Rebuck

Rebuck u. Mitarb. beschrieben 1951 und 1955 eine sehr einfache und originelle Methode zur in vivo Funktionsprüfung der Leukocyten [207, 211]. Aufbauend auf der „touch print technique" von Kolough [152] und der „fixed tissue spread technique" von Dougherty [86], setzte Rebuck durch steriles Abschaben der Epidermis mittels chirurgischer Messerklingen kleine, ungefähr 2×3 mm messende Hautfenster, welche das Capillarbett des oberen Coriums freilegen. Auf dieses Hautfenster wurden verschiedene Antigene tropfenweise aufgebracht, unter anderem Tetanus-Anatoxin, Diphtherie-Toxin und Tuberkulin. Diese Hautfenster wurden mit sterilen Deckgläsern bedeckt, welche in beliebigen Zeitabständen gewechselt werden konnten. Die aufgrund des kombinierten mechanisch-chemischen Reizes durch das Hautfenster aus den Gefäßen auswandernden Leukocyten wurden auf der Glasoberfläche fixiert. Diese Deckgläser wurden wie Blutausstriche gefärbt und ermöglichten eine dynamische qualitative Beurteilung des Ablaufs der sterilen experimentellen Entzündungsreaktion am Menschen.

Wie befruchtend diese Methode auf das Studium der menschlichen Entzündungsreaktion gewirkt hat, beweisen die vielen Arbeiten, welche sich in der Folge aufgrund dieser Methode mit funktionellen oder morphologischen Aspekten der Leukocyten-Mobilisation am Menschen befaßten [37, 38, 62, 131, 156, 193, 196, 208, 209, 214, 242, 264, 268, 269]. Dabei zeigte sich allerdings auch die Schwäche der Methode, welche nur qualitative bzw. semi-quantitative numerische Aussagen bezüglich der Exsudatcellularität zuließ [196]. In den vergangenen Jahren wurden daher verschiedentlich Versuche zur Entwicklung einer „quantitativen Rebuck-Technik" unternommen [111, 197, 240], von welchen sich jedoch keine der beschriebenen Hautkammermethoden einbürgern konnte (siehe unten).

Rebuck und Mitarbeiter, der Tradition von Maximow [169], Kolough [152] und Dougherty [86] verpflichtet, betrachteten die auf den Deckgläsern nach 8—12 Stunden überwiegenden Entzündungsmakrophagen als lymphogenen Ursprungs [207, 209, 210]. Die meisten späteren Untersucher, vorwiegend aus Kontinentaleuropa und England, wiesen dagegen mittels moderner autoradiographischer und cytochemischer Methoden die Herkunft der Entzündungsmakrophagen aus Blutmonocyten und möglicherweise auch Gewebemakrophagen nach [156, 241, 242, 268, 269].

Da sich schon früh bei unseren Plastik-Hautkammerexperimenten gegenüber der Rebuckschen Deckglasmethode qualitative Unterschiede in der Zellantwort zeigten, wurden simultane Untersuchungen mit beiden Methoden bei 12 gesunden Probanden durchgeführt. Wie viele andere Untersucher fanden wir dabei für die Abwicklung der typischen Sequenz der Exsudatzellen auf den Deckgläsern (Granulocyten, später große mononucleäre Zellen) die zusätzliche Verwendung von Antigenen als überflüssig [37, 196, 214, 242]. Die Deckglasmethode erwies sich in diesen vergleichenden Untersuchungen als eine unzuverlässige Methodik zur quantitativen Erfassung der cellulären Entzündungsreaktion. Während massive Unterschiede in der Zellantwort wie z. B. der Vergleich zwischen Normalpersonen und einzelnen Patienten mit akuten Leukämien grob geschätzt werden konnten, war nach unseren Erfahrungen in Blindversuchen eine kinetische Beurteilung der Leukocyten-Mobilisation durch Zellauszählung mit der Deckglasmethode nicht möglich.

b) Glaskammer-Methode nach Perillie und Finch

Nicht befriedigt durch eigene frühere Studien der cellulären Entzündungsreaktion bei Leukämikern mit der Rebuck-Methode, wiederholten Perillie u. Finch diese Untersuchungen 1964 an einem ähnlichen Patientengut mit einer quantitativen Modifikation der Rebuckschen Technik [197]. Die Leukocytenemigration nach Hautschürfung wurde in einer etwas verletzlichen Glaskammer mit zuführenden Schläuchen und Zweiweghahnsystem (Abb. 8) ermittelt. Periodische Exsudatentleerung gefolgt von aus-

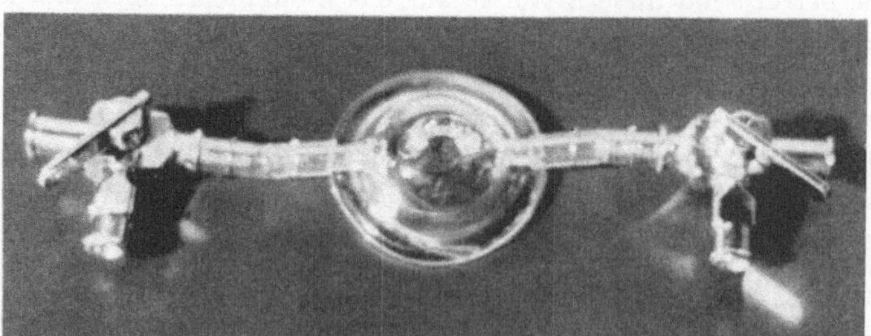

Abb. 8. Leukocyten-Glaskammer nach Perillie und Finch [197] zum quantitativen Studium der lokalen Entzündungsreaktion (Erläuterungen im Text)

gedehnten Spülvorgängen erfolgte in unregelmäßigen Abständen. Die Kammer wurde mit gepufferter Kochsalzlösung (GKS) gefüllt, welcher Varidase beigefügt worden war. Die von Perillie u. Finch beschriebene Glaskammer fand wahrscheinlich wegen ihrer technischen Problematik nicht viel Verwendung. Lediglich Brayton, Stokes und Louria untersuchten mit dieser Methode eine größere Zahl von Gesunden [52]. Die Testdauer betrug nur 8 Stunden, womit offensichtlich die Instabilität der Glaskammer im Nachtintervall umgangen wurde. In einer Reihe von eigenen Vorversuchen zeigten die Glaskammern im Vergleich zu den später ausschließlich verwendeten Plastik-Hautkammern deutliche Nachteile. Zudem erlaubte die Größe und Form der Glaskammersysteme keine simultanen vergleichenden LMT auf derselben Körperstelle [229].

c) Sykes-Moore-Metallkammer nach Southam und Levine

Zur besseren Quantifizierung der Hautfenstermethode, modifizierten diese Autoren die Rebuck-Technik in ähnlicher Weise wie Perillie u. Finch [197]. Das geschlossene, in seinem Volumen kontrollierbare Kammersystem bestand jedoch in diesem Fall aus einer durch Sykes und Moore beschriebenen, im Handel erhältlichen Gewebekulturkammer [240], zusammengeschraubt aus Metallgehäuse, Gummiringen und Glasdach (Abb. 9). Der Zugang zum Kammerinnern erfolgte mittels Durchstechen der im Metallgehäuse eingeschlossenen Gummiringe an wenigen präformierten Stellen. Als Kammermedium wurde GKS mit Zusatz von Natrium-EDTA verwendet, was ebenfalls zur Auslösung vorwiegend granulocytärer Exsudate führte. Eigene Versuche zeigten vor allem die Schwierigkeit des Zugangs zum Kammerinhalt und dessen unvollständige und unregelmäßige Aspiration mit den zu

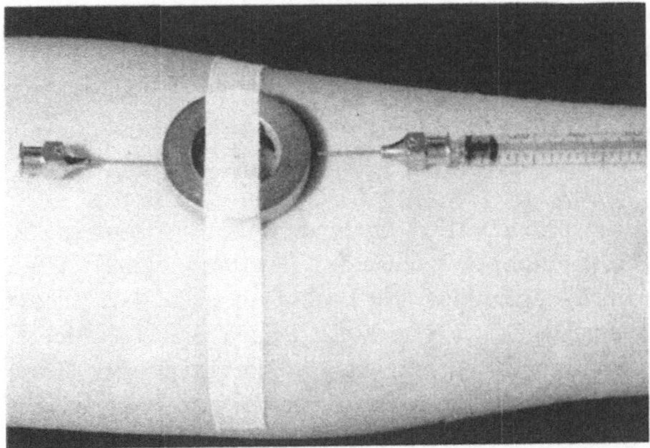

Abb. 9. Metallkammer nach Southam u. Levine [240], bestehend aus Sykes-Moore-Gewebekulturkammer und Glasdach, fixiert auf volarem Vorderarm

verwendenden feinen Nadeln auf. Zudem waren die Herstellungskosten sowohl der Metallkammern wie der Glaskammern erheblich größer als diejenigen unserer in großer Zahl hergestellten Plastik-Hautkammern, welche dank ihrer geringen Kosten zur Vermeidung möglicher viraler Transmission zudem als „Wegwerfeinheit" verwendet werden konnten.

d) Perspex-„Window-Box" nach Gowland

Eine weitere quantitative Modifikation der Deckglasmethode von Rebuck beschrieb Gowland, welcher eine Perspex „window box" mit abschraubbarem Deckel zur Gewinnung der mobilisierten Leukocyten verwendete [111]. Das Exsudat wurde durch das offene Kammerdach periodisch aspiriert. Gowland zeigte auch erstmals an einer kleinen Gruppe von Normalpersonen die große Abhängigkeit der numerischen Zellantwort von der Natur des Kammermediums auf.

e) Hautblasen-Methode nach Boggs

Boggs und Mitarbeiter veröffentlichten 1964 eine Studie über die quantitative Erfassung der cellulären Entzündungsreaktion bei gesunden Menschen, wobei die Exsudatzellen in Cantharidin-induzierten Hautblasen aufgefangen wurden [40]. Allerdings trat in diesen mit serösem Exsudat gefüllten intradermalen Blasen keine spontane Leukocyten-Mobilisation ein. Diese mußte *sekundär* durch das spätere Einbringen von hitzeinaktivierten Staphylokokken nach erfolgter Blasenbildung stimuliert werden. Die Exsudate enthielten auch hier vorwiegend Granulocyten. Die Reproduzierbarkeit der Methode scheint wegen unregelmäßiger Blasengröße und Exsudataspiration beeinträchtigt zu sein [40]. Diese Technik ist aus den genannten Gründen den sterilen Methoden mit geschlossenem Kammersystem von konstantem Volumen nicht direkt vergleichbar.

f) Bestimmung der Knochenmarks-Granulocytenreserve (generalisierte Leukocyten-Mobilisation)

Verschiedene parenteral verabreichte, meistens pyrogene Reizstoffe wie z. B. bakterielle Lipopolysaccharide, bewirken innert weniger Stunden eine kürzer oder länger dauernde Leukocytose und Granulocytose im peripheren Blut. Im Gegensatz zum kurzfristigen Ansteigen der zirkulierenden Granulocytenzahl nach körperlicher Anstrengung oder Adrenalinmedikation, welche bei gleichbleibendem Granulocyten-Pool lediglich eine Verschiebung zugunsten des zirkulierenden Kompartiments bewirken [60, 262], löst die Endotoxingabe eine Ausschüttung von reifen granulocytären Zellen aus dem Knochenmarkspeicher aus [262]. Das Ausmaß des Leukocyten-

anstiegs im peripheren Blut nach Injektion bakterieller Endotoxine wurde
bereits 1945 durch Moeschlin [184a] und in den letzten Jahren erneut durch
amerikanische Autoren als Funktionsprüfung des Knochenmarks vor bzw.
während der cytostatischen Therapie verwendet [73, 165]. Kürzlich wurde
auch der Steroid-Metabolit Etiocholanolone (5-β-Androstan-3-α-ol-17-one,
N.S.C. 50908, Burroughs Wellcome & Co., Tuckahoe, N.Y., USA) [57] eingehend durch eine Forschergruppe am Nationalen Krebsinstitut der USA
in Bethesda, Md. auf seine granulocytenmobilisierende Wirkung hin geprüft
[105, 148, 253, 254]. Diese Methodik der „generalisierten Leukocyten-Mobilisation" vom Knochenmark in die Blutbahn mag wohl ein Maß für die
Reserve an leukocytären Abwehrzellen sein [105, 253], sagt jedoch nichts
aus über die Fähigkeiten dieser Zellen, an der lokalen Entzündungsreaktion
teilzunehmen.

g) In vitro-Methoden

Obwohl die Leukocyten-Mobilisation unter in vitro Bedingungen kaum
den bisher aufgezählten in vivo Funktionstesten gleichgesetzt werden kann,
seien hier der Vollständigkeit halber die Methode der Zellemigration aus
Glascapillaren [239] sowie vor allem das viel verwendete System der
Boyden-Doppelkammer [49] aufgeführt. Mit der Boyden-Technik haben
Ward u. Mitarb. [258—260] sowie Keller u. Sorkin [48, 139—146]
grundlegende Erkenntnisse über die Rolle des Komplementsystems sowie
weiterer Plasma- und cellulärer Faktoren für die Chemotaxis von Granulocyten und Makrophagen in vitro gewonnen.

An weiteren Funktionstesten zur Erfassung der cellulären Infektabwehr
stehen die verschiedenen Methoden zur Prüfung der in vitro Phagocytose
von Mikroorganismen bzw. inerten Partikeln, sowie die quantitativ-bak-
teriologische Prüfung des sogenannten „intracellular killing" von phago-
cytierten Organismen zur Verfügung [4, 50, 51, 76]. Die mit diesen Methoden gewonnenen Resultate haben jedoch nur dann Aussagekraft, wenn aufgrund funktioneller Prüfung der lokalisierten Leukocyten-Mobilisation fest-
steht, daß die phagocytierenden Leukocyten in vivo auch in genügender
Zahl und genügend rasch an ihren Wirkungsort im Gewebe gelangen [229,
229a].

V. Dynamik der cellulären Infektabwehr bei Gesunden

1. Quantitative Leukocyten-Mobilisation, Normalwerte

Die lokalisierte Leukocyten-Mobilisation (LLM) ließ sich mit dem Leukocyten-Mobilisations-Test (LMT) in einfacher und reproduzierbarer Weise am Menschen bestimmen. Als Grundlage späterer Vergleiche mit der Abwehrlage bei verschiedenen Krankheitsbildern, wurden die quantitativen, kinetischen und morphologischen Aspekte der LLM vorerst bei einer großen Gruppe gesunder Probanden eingehend untersucht [229]. Um sowohl bei Gesunden und später bei Patienten möglichst physiologische Untersuchungsbedingungen zu schaffen, wurde in einheitlicher Weise bei sämtlichen Untersuchten *autologes Serum* als Kammermedium verwendet.

Tabelle 4 enthält die Normalwerte der kumulativen LLM für verschiedene Zeitpunkte des ablaufenden sterilen Entzündungsvorgangs, geordnet nach den unten beschriebenen Lc-Mobilisations-Typen. Wurde autologes Serum als Medium verwendet, setzte die Leukocytenemigration nach einer kurzen Latenzperiode von ungefähr 1—2 Stunden bei Normalpersonen ein. Die mittlere (mean) kumulative LLM in Leukocyten $\times 10^6/\text{cm}^2$ mit Standardfehlern für 63 gesunde Probanden beträgt $0,5 \pm 0,06$ bei 2 Stunden, $3,9 \pm 0,4$ bei 4 Stunden, $9,3 \pm 0,7$ bei 6 Stunden, $16,1 \pm 1,2$ bei 8 Stunden und $73,1 \pm 3,2$ bei 24 Stunden. Aus später noch zu erläuternden Gründen, wurde jedoch erst die kumulative LLM bei 24 Stunden, also die totale Leukocyten-Mobilisation (TLM) als Vergleichsbasis zum Ausdruck der cellulären Infektabwehrlage verwendet. Die Streuung der Werte für die gesamte Gruppe der Normalperson ist erheblich (siehe Tab. 4 und Abb. 30), hält sich aber im Rahmen der übrigen numerischen Verteilung cellulärer Normalwerte, z. B. des peripheren Leukocyten- oder Thrombocytenwertes [5, 262]. Die Zahl der pro cm² Hautschürfung in die mit autologem Serum gefüllten Plastik-Hautkammern emigrierten Leukocyten entspricht damit bei 63 Gesunden im Mittel der zirkulierenden Leukocytenmenge in $19,7 \pm 2,9$ ml Vollblut ($=$ Normwert der Blutgranulocyten-Clearance). Es muß jedoch betont werden, daß diese Berechnung der BGC den Einfluß des marginalen Granulocytenpools auf die Zellemigration vernachlässigt.

Die mit dem beschriebenen LMT bei Verwendung von autologem Serum gewonnenen LLM-Werte liegen deutlich über den früher durch Perillie u.

Tabelle 4. *Normalwerte der kumulativen Leukocyten-Mobilisation (KLM) in autologes Serum bei 56 Gesunden, geordnet nach verschiedenen kinetischen Verlaufsformen*

Mobilisationstyp	Personen	Mittl. Alter Jahre	KLM [a] ($Lc \times 10^6/cm^2$) nach				
			2	4	6	8	24 Std
1 „Peak"	24	30,0	$0,8 \pm 0,2$	$4,7 \pm 1,0$	$11,0 \pm 1,8$	$19,5 \pm 3,4$	$65,1 \pm 9,0$
2 „Up-slope"	26	24,5	$0,2 \pm 0,2$	$1,3 \pm 0,6$	$4,1 \pm 1,0$	$7,9 \pm 1,8$	$74,3 \pm 9,8$
3 „High-Plateau"	6	24,0	$0,3 \pm 0,2$	$4,3 \pm 2,0$	$12,2 \pm 3,4$	$22,2 \pm 3,8$	$98,4 \pm 9,6$
Alle Normalpersonen	63 [b]	27,0	$0,5 \pm 0,2$	$3,9 \pm 0,8$	$9,3 \pm 1,4$	$16,1 \pm 2,4$	$73,1 \pm 6,4$
Vergleichswerte mit anderen Kammermethoden [c]	10	24—63	(3 Std)				
Perillie u. Finch [197]			0,7				24,5

[a] Arithmetischer Mittelwert $\pm$ 2 Standardfehler (Medianwerte differieren $< 5\%$)
[b] Inklusive 7 Normalpersonen, die keinem Mobilisationstyp eingeordnet wurden.
[c] Kammermedium$=$GKS$+$Varidase

Finch [197] sowie Brayton, Stokes und Louria [52] publizierten Werten. Dies ist zum Teil auf die Verschiedenheit der Methodik, vor allem aber auf die Verwendung eines offensichtlich optimaleren Kammermediums (autologes Serum) in unsern eigenen Versuchen zurückzuführen.

2. Kinetische Verlaufsformen der Leukocyten-Mobilisation

Wird die sich entwickelnde Leukocyten-Mobilisation während der einzelnen Intervalle in Form von Leukocyten-Mobilisations-Raten (LMR) pro Zeiteinheit ausgedrückt, ist das Vorhandensein verschiedener typischer kinetischer Verlaufsformen der LLM beim Menschen ersichtlich. Bei entsprechender grafischer Darstellung der Leukocyten-Mobilisationswerte früherer ähnlicher Studien [40, 197] resultierten dieselben kinetischen Typen der LLM. Nur bei wenigen gesunden Probanden (7 von 63) war eine Zuordnung zu einem charakteristischen Mobilisationstyp nicht möglich. Abb. 10a, b und c illustriert das kinetische Verhalten der Leukocyten-Mobilisation bei 53 Normalpersonen [229]. Entsprechend den LMR in den verschiedenen Abschnitten des cellulären Emigrationsprozesses wurden unterschieden [225, 229]:

a) *Typ 1 („Peak" Typ)*: Die LMT bei dieser Gruppe von 23 verschiedenen gesunden Probanden waren charakterisiert durch relativ rasch einsetzende LLM schon während des Intervalls von 0—2 Stunden mit anschließend steilem Anstieg der LMR im 4—6- oder 6—8-Stunden-Intervall. Von 7 bei 12 Stunden nach Beginn des LMT kontrollierten Personen wiesen 5 die höchste LMR in diesem Zeitpunkt, 2 jedoch bereits bei 8 Stunden auf. Verlängerung der Dauer des LMT auf 32—48 Stunden bei 4 Fällen zeigte bei 32 und 48 Stunden zweimal relativ tiefe Mobilisationsraten wie bei 24 Stunden, in 2 Fällen jedoch eine erneute Zunahme der LMR zu einem zweiten „Peak" bei 32 Stunden.

b) *Typ 2 („Up-slope" Typ)*: bei dieser Gruppe von 25 Personen fällt die langsam einsetzende Leukocyten-Emigration von 0—2 und 2—4 Stunden in autologes Serum auf. Die Mobilisationsraten nehmen bei dieser Verlaufsform langsam aber stetig zu bis zu 24 Stunden nach Beginn des LMT. Verschiedene Probanden wiesen bei Verlängerung des LMT auf 32 bis 48 Stunden immer noch steigende LMR auf. Kontrollen des 12-Stunden-Wertes der LMR in 5 Fällen ergaben keine „versteckten" Spitzenwerte.

c) *Typ 3 („High Plateau" Typ)*: Bei dieser Verlaufsform, welche nur bei 6 Normalpersonen festgestellt wurde, fällt anfangs ein inkonstanter langsamer Start der LLM mit nachfolgend steilem Anstieg der LMR wie bei Typ 1 auf. Danach wird die hohe Zellemigrationsrate bis 24 Stunden beibehalten. In 3 verschiedenen Fällen hielt das hohe Plateau der LMR 32 bzw. 48 Stunden an, allerdings mit Tendenz zum Absinken in 2 und zum leichten

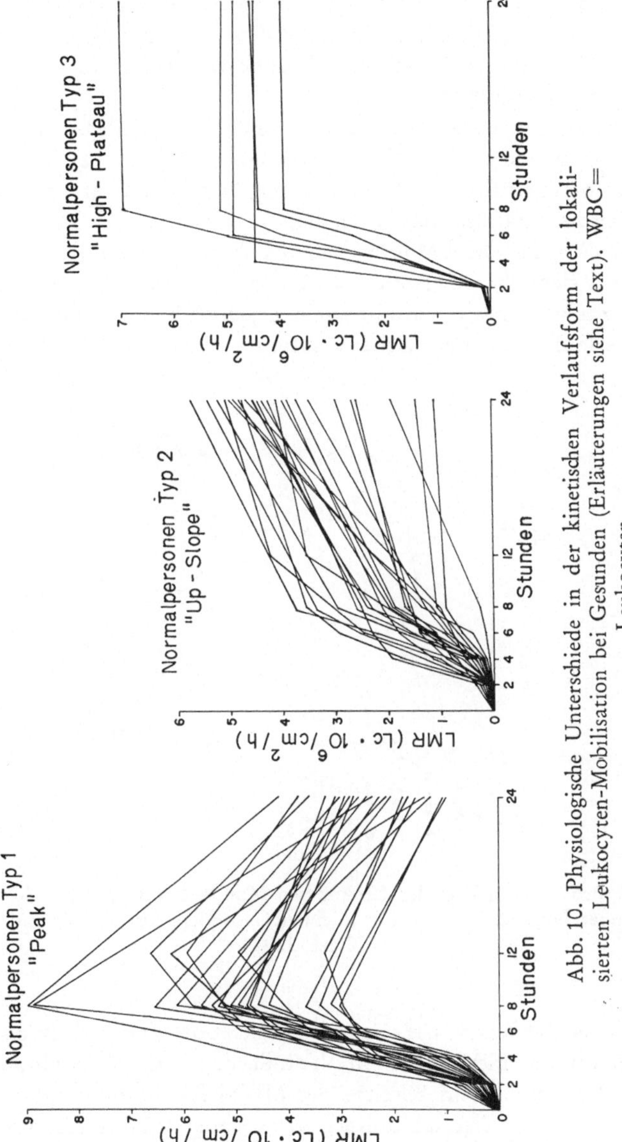

Abb. 10. Physiologische Unterschiede in der kinetischen Verlaufsform der lokalisierten Leukocyten-Mobilisation bei Gesunden (Erläuterungen siehe Text). WBC= Leukocyten

Ansteigen in einem Fall. Es scheint, als ob dieser Typ 3 eine Mischform der beiden häufigeren kinetischen Verlaufsformen darstellt. Aus Tab. 4 ist ersichtlich, daß die kumulative LLM der Normalperson mit dem Mobilisationstyp 2 bei 4, 6, 8 und 12 Stunden deutlicher geringer ist als die entsprechende Zahl der mobilisierten Leukocyten bei den Probanden der Typen 1 und 3 (p < 0,005).

Der Leukocyten-Mobilisationstyp schein ein persönliches Characteristicum zu sein. Wiederholte LMT bei denselben Versuchspersonen, simultan oder innert weniger Tage durchgeführt, zeigten in ungefähr zwei Drittel der Fälle identische Mobilisationstypen, teils mit weitgehend identischem Kurvenverlauf. Wurden die LMT in größeren Zeitabständen von Wochen oder Monaten bei denselben Personen wiederholt, traten oft erhebliche quantitative Schwankungen auf, im allgemeinen jedoch keine Änderung der kinetischen Verlaufsform der Zellexsudation (Abb. 11). Die Ursachen der

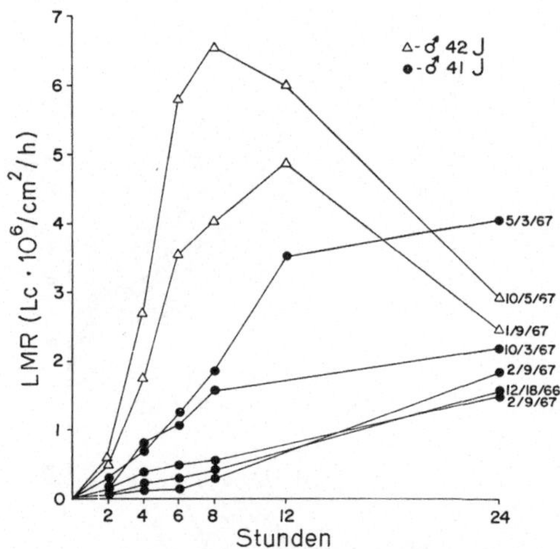

Abb. 11. Reproduzierbarkeit des Leukocyten-Mobilisationstypes bei Schwankungen der LLM über lange Zeiträume für je einen Gesunden des „peak" und „up-slope" Typs [229]

Schwankungen bezüglich der Gesamtmobilisation sind unbekannt, dürften jedoch mit klinisch nicht faßbaren Veränderungen der Granulopoese, sowie möglichen Variationen im Bereiche der Mikrozirkulation, Leukocyten-Margination oder eventueller subklinisch verlaufender Infekte zusammenhängen. Die gute Übereinstimmung der Resultate bei simultanen LMT auf demselben volaren Vorderarm läßt zwar schließen, daß lokale Unterschiede im Bereiche der capillaren Zirkulation der Haut wenig Einfluß auf das Testresultat haben.

3. Einfluß von Alter und Geschlecht auf die Leukocyten-Mobilisation

Im Laufe der Untersuchungen bei Normalpersonen im Alter von 13 bis 61 Jahren konnte kein statistisch gesicherter Unterschied im Ausmaß der LLM in den verschiedenen nach 10-Jahres-Intervallen geordneten Altersgruppen festgestellt werden. Immerhin zeigt Abb. 12 eine Tendenz zum Absinken der Zellemigration mit steigendem Alter. Einschränkend muß betont werden, daß nicht genügend Normalwerte für die extremen Altersgruppen von 10—20 Jahren, sowie über 50 Jahren vorliegen. Eine Abhängigkeit zwischen Altersgruppen und Verteilung der kinetischen Mobilisationskurven wurde nicht festgestellt.

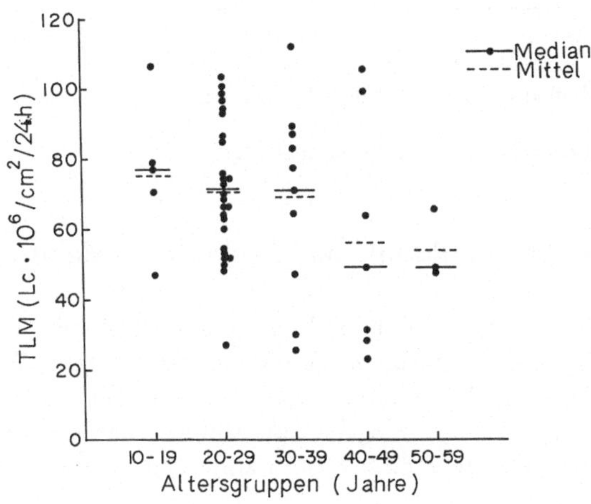

Abb. 12. Einfluß des Alters auf die lokalisierte Leukocyten-Mobilisation bei Gesunden

Tabelle 5 zeigt keinen statistisch signifikanten Einfluß des Geschlechts auf die totale Leukocyten-Mobilisation. Frauen scheinen im Mittel etwas mehr Zellen zu mobilisieren als Männer. Diese höhere LLM könnte jedoch auf das niedrigere Durchschnittsalter unserer weiblichen Normalpersonen zurückzuführen sein. Bei den weiblichen Probanden ist der Mobilisationstyp 2, bei den Männern der Typ 1 vorherrschend. Der Typ 3 ist bei beiden Geschlechtern gleich häufig anzutreffen.

Mit Ausnahme von 3 Geschwisterpaaren und einer ganzen 5köpfigen Familie waren alle anderen Probanden nicht blutsverwandt. Bei 2 Geschwisterpaaren wurden identische Mobilisationstypen gefunden. Im Falle der untersuchten Familie wiesen der Vater und 1 Tochter den Mobilisationstyp

1, die Mutter und 2 weitere Kinder (Sohn und Tochter) den Typ 2 auf. Bei einem eineiigen Zwillingsbrüderpaar wurden mit dem LMT große Ähnlichkeiten in der kinetischen Verlaufsform der Leukocytenexsudation (Typ 2) festgestellt. Es läßt sich jedoch aufgrund dieser vorliegenden Befunde nichts Sicheres über den möglichen Einfluß offensichtlich nicht-geschlechtsgebundener hereditärer Faktoren auf die Verlaufsform der LLM aussagen.

Tabelle 5. *Einfluß des Geschlechts auf Ausmaß und Kinetik der lokalisierten Leukocyten-Mobilisation bei 56 Gesunden* [a]

| Geschlecht | Mittl. Alter (Jahre) | Zahl Personen mit Mob.typ | | | | Mittelwert der TLM [b] (Lc×10⁶/cm²/24 Std) |
		I	II	III	Alle [a]	
männlich	30	15	11	3	29	70,4 ±7,6
weiblich	24	9	15	3	27	77,3 ±8,2
Total	27	24	26	6	56	73,4 ±6,6

[a] 7 Normalpersonen ohne sicher einzuordnenden Mobilisationstyp nicht eingeschlossen

[b] Arithmetisches Mittel ± 2 Standardfehler

4. Peripheres Blutbild und Leukocyten-Mobilisation

Es ist naheliegend, Ausmaß und Form der LLM mit dem peripheren Blutbild der Versuchspersonen in Verbindung zu bringen. Abb. 13 enthält Mittelwerte (Median) der Gesamtleucocyten sowie der granulocytären und mononucleären Zellen des Finger-Capillarblutes der gesunden Kontrollpersonengruppen, geordnet nach Mobilisationstyp. Die kleine Gruppe mit

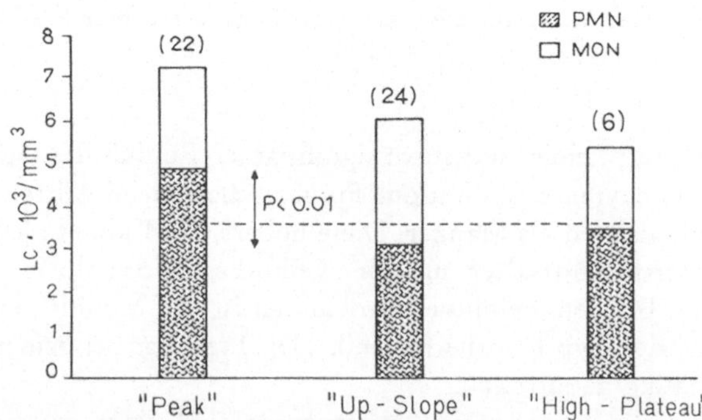

Abb. 13. Zusammenhänge zwischen dem Absolutwert der im Capillarblut zirkulierenden Zellen und den verschiedenen Leukocyten-Mobilisationstypen bei Gesunden. Ganzer Block=Gesamtleukocyten, weiß=mononucleäre Leukocyten (Monocyten+Lymphocyten), grau=Granulocyten (PMN)

Mobilisationstyp 3 wurde wegen der geringen Zahl von den statistischen Vergleichen ausgenommen. Während sich zwischen Gesunden des Typs 1 bzw. 2 kein signifikanter Unterschied in der mittleren Gesamtleukocyten-zahl ergab, wiesen die Vertreter des Mobilisationstyp 1 („Peak-Typ") mit

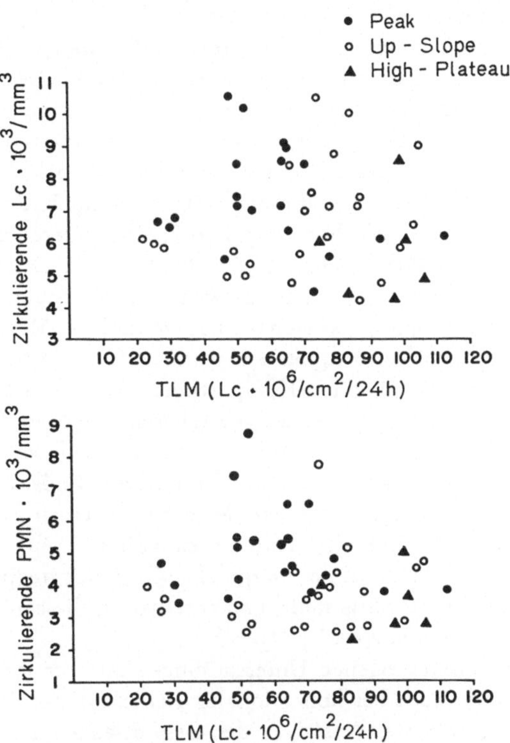

Abb. 14. Korrelation von totaler Leukocyten-Mobilisation (TLM) und Absolutwert von Gesamtleukocyten bzw. Granulocyten im Finger-Capillarblut bei Gesunden

ihrer rasch ansteigenden, gipfelförmig verlaufenden Zellexsudationskurve deutlich höhere Werte zirkulierender Granulocyten auf, als die Normal-personen mit dem langsamer mobilisierenden Typ 2 („Up-slope-Typ"). Die Gruppe der Normalpersonen des Mobilisationstyps 2 dagegen verzeichnete im Mittel die höchste absolute Zahl mononucleärer peripherer Leukocyten, wovon insbesondere kleine Lymphocyten. Die kleine Gruppe der Normal-personen des Mobilisationstyps 3 („High-Plateau-Typ"), welche nach einer kurzen Latenzperiode von 2 Stunden ebenfalls rasch ansteigende LMR zeigt, hatte jedoch einen vergleichbaren Wert für die zirkulierenden Granulocyten wie die Gruppe des Mobilisationstyps 2. Dies deutet daraufhin, daß die

Absolutwerte der im peripheren Blut vorhandenen Zellen trotz der vorhandenen Unterschiede wohl kaum eine genügende Grundlage für die Erklärung der festgestellten kinetischen Differenzen der LLM biten.

Die Korrelation zwischen Gesamt-Leukocytenzahl bzw. zirkulierenden Granulocyten des peripheren Blutes und der kumulativen LLM bei 24 Stunden fiel bei Gesunden ebenfalls negativ aus (Abb. 14).

Die bloße Auszählung der zirkulierenden Leukocyten bzw. Granulocyten berücksichtigt jedoch lediglich einen Teil des vasculären Granulocyten-Kompartiments, und nur einen kleinen Bruchteil der gesamten Granulocytenzellreserve. Eingehende zellkinetische Studien mittels DFP32-Markierung über Menge und Verteilung des Granulocytenpools im menschlichen Körper ergaben, daß sich ungefähr die Hälfte der im Kreislauf vorhandenen Granulocyten im „zirkulierenden Pool", die andere Hälfte im sogenannten „marginalen Pool" befindet [60, 99, 124, 198, 262]. Dies gilt für physiologische „steady state" Bedingungen, des Granulocyten-Umsatzes, wobei die täglich aus dem Knochenmark nachgeschobene Menge reifer Zellen ungefähr der täglichen Verlustquote entspricht [60].

Das marginale Granulocyten-Kompartiment ist wahrscheinlich für die Zusammenhänge zwischen LLM und peripherem Blut von entscheidender Bedeutung, da die intravasculäre Margination der Leukocyten im Entzündungsfeld eine wichtige Vorbedingung der aktiven Emigrationsphase darstellt [8, 63, 65, 94, 112]. Boggs und Mitarbeiter haben beispielsweise im Verlaufe von Studien mit der Hautblasenmethode [40] eine Zunahme sowohl des gesamten wie auch des marginalen Granulocytenpools, nicht aber des zirkulierenden Pools festgestellt, und sprechen in diesem Zusammenhang von *maskierter Granulocytose* [39].

Im Verlaufe unserer eigenen Untersuchungen mit der Plastik-Hautkammermethode wurde auch bei hoher lokaler Zellexsudation bei 16 Normalpersonen kein signifikantes Ansteigen der Gesamtleukocyten oder Granulocyten während der Dauer des LMT festgestellt. Die beobachteten Schwankungen hielten sich im Rahmen der bekannten tageszeitlichen rhythmischen Veränderungen der peripheren Leukocytenzahl [84, 231, 262].

5. Morphologie der Hautkammerexsudate

Die Exsudate, welche 2—48 Stunden nach Beginn des Leukocyten-Mobilisations-Tests aus den mit autologem Serum gefüllten Plastik-Hautkammern gewonnen wurden, enthielten alle 90—100% reife, neutrophile Granulocyten. Die Ausstriche der Kammerexsudate zeigten in der Regel einen höheren Prozentsatz an stabkernigen Granulocyten (p < 0,05) als die entsprechenden Blutausstriche derselben Personen (Tab. 6). Die mittlere Zahl der Kernsegmente der segmentierten Granulocyten war jedoch in den

Exsudaten im Vergleich mit dem peripheren Fingerblut nicht erhöht. Einzelne Autoren beschrieben aufgrund der Rebuck-Methode in den Hautfenster-Exsudaten eine Zunahme von Zellen mit höherer Segmentzahl [62]. Vereinzelt wurden bei Normalpersonen Metamyelocyten in den Kammerexsudaten beobachtet. Jüngere Vorstufen waren nie zu beobachten, was sich mit den Ergebnissen ähnlicher Studien deckt [40, 197]. Die Art des Kammermediums spielte dabei für das Zustandekommen dieser monotonen granulocytären Reaktion keine Rolle [229], was den Charakter einer weitgehend „unspezifischen" akuten cellulären Abwehrreaktion unterstreicht.

Die emigrierenden Granulocyten wiesen bereits in den frühen Kammerexsudaten bei 6—8 Stunden eine beginnende, lichtmikroskopisch faßbare cytoplasmatische Degranulation auf. Diese Veränderungen nahmen in der Folge in den 12-, 24- und 32—48-Stunden-Exsudaten (welche alle länger in den Kammern verweilten!) entsprechend zu. Die 24-Stunden-Kammerexsudate enthielten auch wechselnde Anteile von Granulocyten und Makrophagen mit oft rupturierter Plasmamembran sowie Kernpyknosen, sogenannte „Abbauformen" [249]. Der Hintergrund vieler dieser späteren Exsudatausstriche war übersät mit extracellulären lysosomalen Granula [77], die offensichtlich bereits desintegrierten Granulocyten und möglicherweise auch Makrophagen entstammen mußten. Enzymatische Untersuchungen bestätigen diesen morphologischen Befund: die nach Abtrennung der Exsudatzellen nach der Methode von Cohn u. Hirsch [68] isolierte cytoplasmatische Granulafraktion zeigte nach deren Lyse deutlich höhere Muramidasewerte als das granulafreie Exsudatmedium (unveröffentlichte Beobachtungen).

Der Anteil der mononucleären Zellen in den Kammerexsudaten war während der ganzen Testdauer unbedeutend und schwankte zwischen 0—2% bis 6 Stunden und später zwischen 1—10% von 8—48 Stunden. Häufig wiesen die Makrophagen in den Exsudaten cytoplasmatische Vacuolen auf. Diese mononucleären Zellen hatten im allgemeinen ein tiefer blau gefärbtes Cytoplasma als Monocyten. Ihre häufig eingebuchtete und oft gelappte Kernstruktur erinnerte jedoch stark an Blutmonocyten. Die wahrscheinlich monocytäre Herkunft dieser Exsudat-Makrophagen wurden auch durch cytochemische Untersuchungen (Sudan Black B, Esterase) bestätigt [156, 242, 269]. Erythrophagocytose und Ingestion desintegrierter Granulocytenanteile durch Makrophagen wurden in den Kammerexsudaten im Gegensatz zu den Erfahrungen mit der Rebuck-Methode selten angetroffen. Von besonderem Interesse war jedoch die wiederholte Beobachtung morphologischer Phänomene wie z. B. Rosettenbildung, „LE-Phänomene", wie sie sonst bei Autoimmunkrankheiten als typische Hinweise auftreten (Abb. 15). Vereinzelt wurden in den Ausstrichen der Kammerexsudate auch grobe, homogene cytoplasmatische Einschlußkörper bei praktisch fehlender Granulierung der entsprechenden Granulocyten beobachtet, ein Bild, wie es sonst beim Chediak-Higashi-Syndrom angetroffen wird.

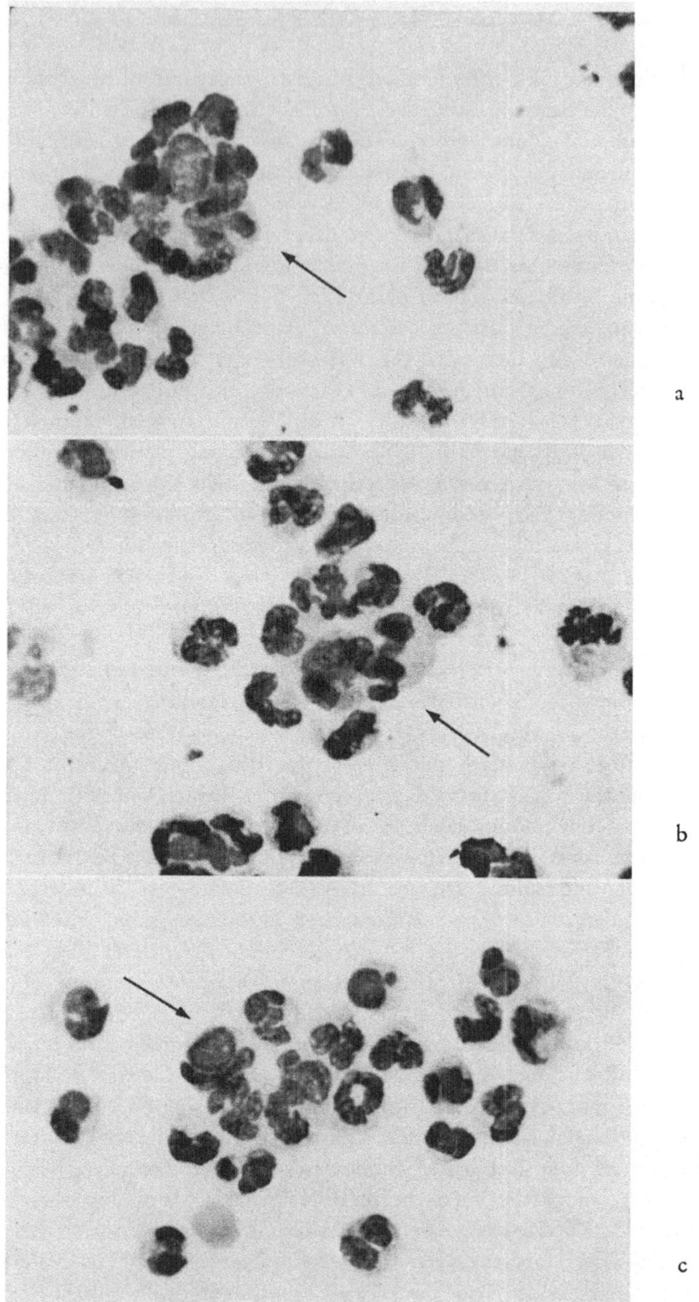

Abb. 15. Pseudoimmunologische celluläre Phänomene in den 24-Std-Kammerexsudaten (autologes Serum) von LMT bei 3 verschiedenen gesunden Kontrollpersonen. a und b Rosettenbildung durch Granulocyten um einen Makrophagen, c Pseudo-LE-Phänomen

Tabelle 6. *Prozentualer Anteil der stabkernigen Granulocyten und der Anzahl Kernsegmente segmentierter Granulocyten im Capillarblut und in den Kammerexsudaten von 15 Normalpersonen*

Zellart	% Anteil in:		
	Fingercapillarblut	Kammerexsudat	
		8	24 Std
Stabkernige Granulocyten	8	12	16
Segmentkernige Granulocyten	53	84	80
Lymphocyten	28	1	0
Monocyten/Makrophagen	8	3	4
Eosinophile	2	0	0
Basophile	1	0	0
Mittlere Anzahl Kernsegmente der segm. Granulocyten	3,4	3,6	3,2

Auffallend war die Seltenheit kleiner Lymphocyten in den Exsudaten der Normalpersonen. Diese Zellen scheinen nicht auf die taktischen Reize zu reagieren, wie sie unter den Bedingungen des LMT wirksam werden. Obwohl die früher umstrittene Motilität der Lymphocyten heute gesichert ist, sind spezifische chemotaktische Substanzen für diese Zellart nicht nachgewiesen worden [117, 118, 262]. Demgegenüber ist die Chemotaxis der Granulocyten und neuerdings auch der Makrophagen bzw. Monocyten mindestens in vitro eine gesicherte und in letzter Zeit vor allem durch Keller und Sorkin mittels der Boyden-Doppelkammertechnik [49] eingehend untersuchte Tatsache [144]. Versuche, die in unsern Experimenten fehlende Lymphocyten- und/oder Makrophagenreaktion durch Zusatz von bakteriellen und viralen Antigenen zum Kammermedium zu steigern, führten bisher lediglich zu unbedeutender Erhöhung des Anteils mononucleärer Exsudatzellen (siehe Kap. VII, 4). Stereo-elektronenoptische Untersuchungen von Blutzellen [64] weisen darauf hin, daß die von den „rauhen" Granulocyten und Monocyten grundsätzlich verschiedene „glatte" Zelloberfläche der Lymphocyten möglicherweise auch mechanische Gründe zur Erklärung der mangelhaften Teilnahme kleiner Lymphocyten am akuten Entzündungsprozeß liefert.

Eosinophile und basophile Leukocyten wurden bei Gesunden nur ausnahmsweise in den Kammerexsudaten gefunden.

6. Extravasculäres Überleben der Exsudatzellen

Vitalitätsstudien der Exsudatzellen mit dem Trypan-Blau-Exklusionstest ergaben auch 24 Stunden nach Testbeginn noch 93—100% ungefärbte, wahrscheinlich „vitale" Zellen in den mit Serum oder serumhaltigen Medien gefüllten Hautkammern. In serumfreien Kammermedien (Kochsalzlösungen usw.) betrug der Anteil der ungefärbten „vitalen" Leukocyten bei 24 Stunden noch 50—82%. Die Resultate der Farbstoffexklusionsmethode stehen damit in einem gewissen Gegensatz zu den mikroskopisch festgestellten häufigeren Desintegrationserscheinungen der Exsudatzellen. Die Bestimmung der Muramidaseaktivität als weiteren Ausdruck der granulocytären Desintegration [98] ergab eine grobe Parallelität zwischen dem Ausmaß der Leukocyten-Mobilisation und der Enzymaktivität in den zellfreien Überständen der Kammerexsudate im Verlaufe des LMT (Abb. 16). Der Anstieg

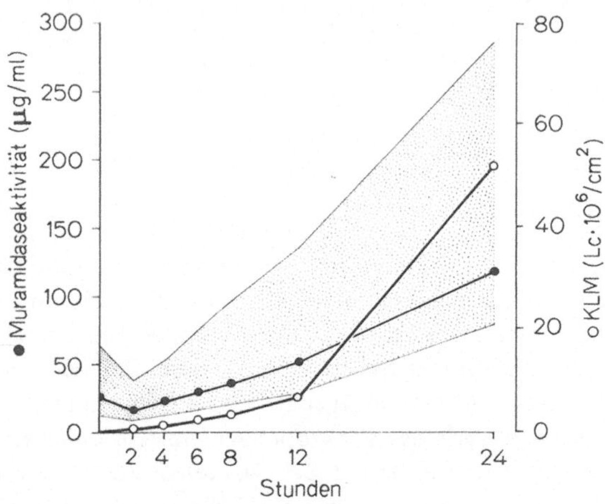

Abb. 16. Korrelation zwischen extracellulärer Muramidaseaktivität im Kammermedium und leukocytärer Emigration in autologes Serum im Verlaufe des LMT (Mittelwerte von 37 Gesunden)

der extracellulären Muramidaseaktivität in den Kammerproben entsprach dabei weitgehend dem quantitativ ermittelten intracellulären Enzymverlust in den gewaschenen Exsudatzellen [227]. Diese enzymatische Kontrolle des Überlebens extravasculärer Exsudatzellen deckt sich in einem gewissen Grade mit den Resultaten der Trypan-Blau-Methode, bei welcher auch bei 24 Stunden (also bis maximal 12—16stündigem Verweilen von Granulocyten in den Hautkammern) über 90% der Zellen noch als „vital" anzusehen sind. Muramidasebestimmungen in heparinisiertem Vollblut bei verschiedenen Temperaturen in vitro zeigten bei 22° C und 37° C nach 8 und bei 4° C nach 12—24 Stunden einen steilen Anstieg der extracellulären Muramidasekonzentration, was ebenfalls Hinweise auf die mögliche extravasculäre Überlebensdauer der Exsudatzellen unter den Bedingungen des LMT bietet (Abb. 17).

Weitere Funktionsprüfungen ergaben in präliminären Versuchen ebenfalls klare Hinweise für die Vitalität dieser Hautkammer-Exsudatzellen, gewonnen 8 bzw. 24 Stunden nach Beginn des LMT: Die Phagocytosekapazität für inerte Partikel, v. a. Polysteren Latex der Exsudat-Leukocyten war bei Normalpersonen derjenigen der Blut-Granulocyten und Monocyten vergleichbar, oder sogar gesteigert [214a]. Vorläufige Resultate mit der kombinierten in vivo Prüfung von LLM und Phagocytose durch primäres Einbringen der Latexpartikel ins Kammermedium ergaben wiederholt eine deutliche Reduktion der Zellemigration. Vermindertes Ansprechen auf chemotaktische Reize ist in vitro im Anschluß an Phagocytosevorgänge beobachtet worden [7, 55, 144, 145].

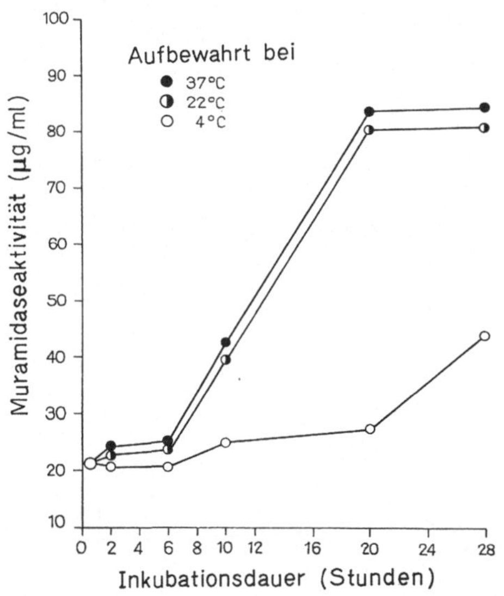

Abb. 17. Einfluß von Verweildauer und Temperatur auf die Muramidaseaktivität des zellfreien Serumüberstandes in coagulierten Vollblutproben derselben Versuchsperson. (Nach Venenpunktion wurde Nativblut sofort in 16 sterile Proben à je 2 ml aufgeteilt, bei 4, 22 bzw. 37° C während 2, 6, 10, 20 bzw. 28 Stunden gelagert und der zellfreie Serumüberstand nach 5 min Zentrifugation bei 150×g abgetrennt

7. Unterschiede zur Deckglasmethode nach Rebuck

Die andauernde polymorphonucleäre Zellemigration in die Hautkammern 2—48 Stunden nach dem Anbringen der Hautexchoriation steht im Gegensatz zu der bekannten Zellsequenz, welche mit der Deckglasmethode nach Rebuck [207—211, 214] erzielt wird. Abb. 18 veranschaulicht die qualitativen Unterschiede der Exsudate beider Methoden in einem simultanen Vergleich auf demselben Vorderarm einer gesunden Versuchsperson. Die fast ausschließlich granulocytäre Reaktion in den Hautkammern war dabei nicht eine Funktion des Kammermaterials oder des Mediums, indem dieselbe morphologische Zusammensetzung der Exsudate auch mit andern Kammermethoden [52, 197, 240] sowie mit weiteren Medien wie KS, GKS,

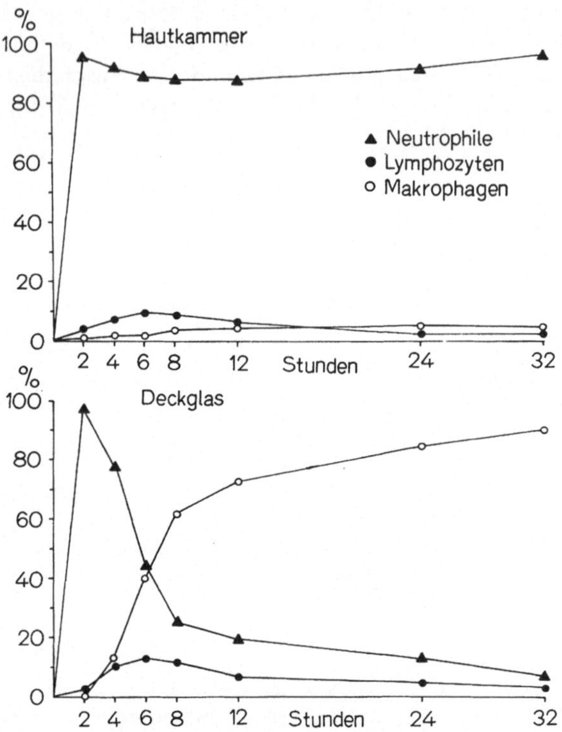

Abb. 18. Unterschiede in der cellulären Komposition der Exsudate, gewonnen mit der Hautkammermethode (oben) und mit der Deckglasmethode (unten). Simultaner Vergleich auf dem Vorderarm einer gesunden Versuchsperson [229]

GKS-Varidase auftrat. Die Unterschiede scheinen technisch bedingt zu sein. Da bei der Rebuck-Methode ein steriler Fremdkörper, hier Glas, in direkten Kontakt mit dem freigelegten Capillarnetz des Coriums gelangt, ist die schon relativ früh bei 6—8 Stunden auftretende und dann stark zunehmende mononucleäre Reaktion auf den Deckgläsern möglicherweise als eine Art „Fremdkörperreaktion" zu deuten [224]. Werden statt gewöhnlicher silikonisierte Deckgläser zur Durchführung der Rebuck-Methode verwendet, so sind auf diesen „nicht benetzbaren" Glasflächen 2—24 Stunden nach Beginn des Versuchs lediglich vereinzelte granulocytäre Leukocyten erkennbar.

Werden bei Abschluß des LMT auf die mit steriler, feuchter Gaze gereinigten Hautschürfungen sterile Deckgläser oder Objektträger aufgebracht, kommt es innert 2—6 Stunden ebenfalls zu einer ausgeprägten Makrophagenexsudation. Diese mononucleäre Exsudationsphase ist in Parallelexperimenten mit kurzfristig zwischen 24—30 Stunden gewechselten Kammerexsudaten nicht vorhanden [229].

Die Hautkammer-Methode und die Rebuck-Technik simulieren wahrscheinlich verschiedene Aspekte der lokalen Entzündungsreaktion: Der LMT ist in erster Linie ein Modell der initialen Granulocytenphase der akuten Entzündungsreaktion, ablaufend in einem relativ physiologischen Milieu, quantitativ, kinetisch und cytologisch gut kontrollierbar. Die Rebuck-Methode scheint eher ein Modell der Abwehrphase bei einer Fremdkörperreaktion darzustellen, und ist lediglich qualitativ oder bestenfalls semiquantitativ verwertbar. Im weiteren ist zu berücksichtigen, daß die Hautkammermethode eher den Verhältnissen einer akut ablaufenden Entzündung in serösen Körperhöhlen (Pleurahöhle, Gelenke etc.) entspricht, bei welchen im Erguß zu Beginn oft tagelang Granulocyten nachweisbar sind, wobei in den mesenchymalen Randstrukturen der Kapsel jedoch teils Makrophagen vorherrschen können [213]. Eine etwas höhere Prozentzahl von Makrophagen wurde in vielen unserer LMT in der sogenannten „Exsudatmembran" nachgewiesen, welche sich bei Abschluß des Tests nach 24 Stunden häufig als brüchiges, Fibrin-reiches Gebilde vom Grunde der Läsion abheben ließ.

Fibrin und Fibrin-Spaltprodukte scheinen nach Riddle u. Mitarb. [213] einen wesentlichen Einfluß auf die polymorphonucleäre Emigration zu haben. Ob die in unsern LMT öfters beobachtete „Exsudatmembran" [229] auf die emigrierenden mononucleären Zellen einen gewissen Siebeffekt ausübt, ist derzeit nicht geklärt. Bisherige Biopsien der Hautläsionen bei Beendigung des LMT bzw. simultaner Rebuck-Tests zeigten keine selektiven Unterschiede der intracutanen perivasculären Zellinfiltrationen auf.

VI. Modifikation der Leukocyten-Mobilisation durch endogene und exogene Faktoren

1. Einfluß des Kammermediums

Veranlaßt durch die großen Unterschiede im Zellgehalt der Exsudate bei der Verwendung von Serum bzw. Elektrolytlösungen [223], wurde in systematischer Weise der Einfluß verschiedener Kammermedien auf die Leukocyten-Mobilisation untersucht. Abb. 19 faßt die Resultate der mittleren kumulativen LLM von vergleichenden Experimenten zusammen. Es wurden in der Regel Doppel-, seltener Tripel- oder Quadrupel-Experimente durchgeführt, wobei in jedem Fall eine der Plastikkammern autologes Serum enthielt. In jedem Vergleichstest induzierte autologes Serum eine deutlich stärkere leukocytäre Reaktion als alle anderen geprüften Medien. Abb. 20 veranschaulicht den kinetischen Ablauf eines solchen Tripelexperiments mit Serum, GKS und GKS-Varidase. Während die LLM in unverdünntes autologes Serum im allgemeinen (v. a. bei den Personen mit Mobilisationstyp 1) prompt einsetzte, war bei serumfreien Elektrolytlösungen wie KS,

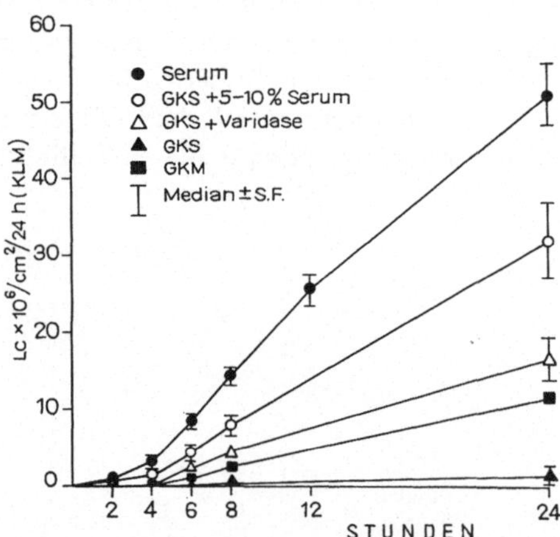

Abb. 19. Einfluß des Kammermediums auf die kumulative Leukocytenmobilisation bei Gesunden (Arithmetische Mittelwerte ±2 Standardfehler). GKS=Gepufferte, isotone Kochsalzlösung, GKM=Gewebekulturmedien (RPMI 1640, Eagles X₁)

GKS und Hanks-GKS eine deutliche Verzögerung im Einsetzen der Zell-
mobilisation, oder wie im Falle von KS und GKS, ein weitgehendes Fehlen
der LLM festzustellen.

Die geringe Zellexsudation in isotonische Kochsalzlösungen wurde in der
Folge als „minimale Basis-Mobilisation" für weitere Vergleichsexperimente
mit Zusatz von Antigenen und Pyrogenstoffen betrachtet. Diese Basis-Mobilisation ist mindestens im Bereich zwischen pH 5,0—7,4 nicht pH-abhängig,
indem die TLM-Werte für gepufferte und ungepufferte Kochsalzlösungen

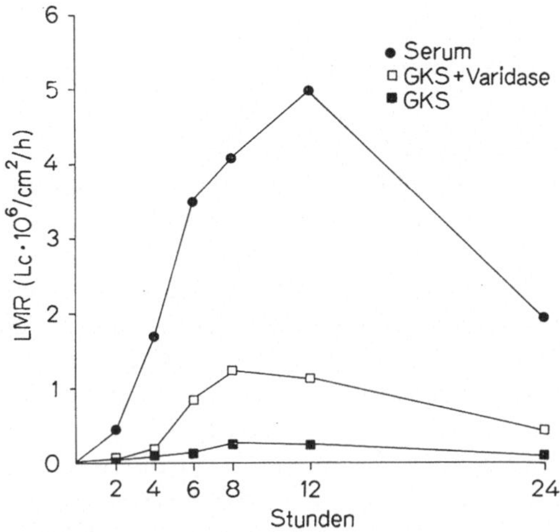

Abb. 20. Einfluß verschiedener Kammermedien auf den kinetischen Ablauf des
Leukocyten-Mobilisations-Tests. Simultanes Tripelexperiment bei einer Normalperson des Mobilisationstyps 1. (GKS=gepufferte, isotone Kochsalzlösung, pH 7,4)

gleich tief ausfielen. Diese Basis-Mobilisation dürfte unter Umständen ein
Ausdruck des natürlichen Verlusts („random loss") alternder Granulocyten
aus der Blutbahn auf Schleimhäuten, in der Lunge sowie im Intestinaltrakt
sein [74, 99]. Pro m² Hautschürfungsoberfläche würden bei Berücksichtigung
dieser minimalen Basis-Mobilisation in ein offensichtlich neutrales, nicht
LLM-stimulierendes Medium in 24 Stunden ungefähr 2—3×10¹⁰ Leukocyten aus der Blutbahn austreten, was ca. 10—20⁰/o des täglichen Granulo-
cyten-Turnovers entspricht [60, 262]. Für Serum als Kammermedium läge
der theoretische Leukocyten-Emigrationswert mit 7×10¹¹ Lc/24 h/m² Schürfungsoberfläche bereits wesentlich höher als der normale tägliche Granulo-
cytennachschub.

Hanks-GKS ergab während der ersten 8 Stunden dieselbe minimale
celluläre Reaktion wie GKS, bei 24 Stunden jedoch einen signifikanten

Anstieg der LLM (p < 0,001) im Vergleich zu GKS. Dies stellt einen Hinweis dar, daß die in diesem Medium vorhandenen bivalenten Kationen Calcium und Magnesium eine stimulierende Rolle bei der LLM spielen könnten. Ein stimulierender Einfluß auf die Phagocytoseaktivität neutrophiler Granulocyten wurde sowohl für Ca^{++} und Mg^{++} beobachtet [84, 172].

Ausgewogen zusammengesetzte Gewebekulturmedien wie Eagle X 1 oder RPMI 1640 [185] riefen im Vergleich mit Hanks-GKS keine weitere Steigerung der LLM hervor, sofern diese Medien keinen Serum-Zusatz enthielten.

2. Der Leukocyten-Mobilisations-Faktor (LMF)

Der Zusatz von unbehandeltem autologem Serum in wechselnden Mengen zu GKS rief im Vergleich zu GKS oder Hanks-GKS allein in jedem Fall eine prompt einsetzende Steigerung der LLM hervor. Dabei war festzustellen, daß bereits die Zugabe von 5 bzw. 10 Volumenprozent autologen Serums genügte, um eine TLM von 40—70% des Wertes in der simultanen Kontrollkammer mit unverdünntem autologem Serum zu erhalten (Abb. 19). Wurde initial nur 1% Serum (0,01 ml per ml GKS) beigefügt, unterschied sich die kinetische LLM-Kurve während der ersten 6—8 Stunden nicht wesentlich von der mittleren LLM mit GKS allein, um dann während des 8—24-Stunden-Intervalls doch signifikant anzusteigen. Der Zusatz von 30 bzw. 50% autologem Serum zu GKS löste eine Zellexsudation aus, welche 70—90% der TLM in unverdünnten Serumkontrollexperimenten beträgt.

Diese Untersuchungen wiesen auf das Vorhandensein eines „Serumfaktors" in autologem, unbehandeltem Serum hin, welcher die Emigration von Leukocyten, insbesondere Granulocyten, auch nach 10—20facher Verdünnung verhältnismäßig rasch anzuregen vermag. In vergleichenden Untersuchungen erwies sich auch autologes Plasma gleich „leukotaktisch" wie Serum. Nur kam es mit heparinisiertem Plasma zu störenden Blutungen in die Kammersysteme. Schon Gowland hatte 1964 mit seiner Perspex-Kammermethode eine kleine Serie vergleichender Untersuchungen mit verschiedenen Kammermedien vorgenommen, und einen hitzelabilen, nichtdialysierbaren Serumfaktor postuliert [111]. Weitere Untersuchungen zur näheren Charakterisierung dieser vorwiegend granulocyten-mobilisierenden Eigenschaft von sterilem, unbehandeltem autologem Serum haben bisher folgendes ergeben:

1. Der Serum-Leukocyten-Mobilisations-Faktor (SLMF) bleibt stabil bei Inkubation über 30—40 Minuten bei 56° C, wird jedoch zerstört bei Erhitzen auf 65—70° C während 10—12 Minuten (Abb. 21).

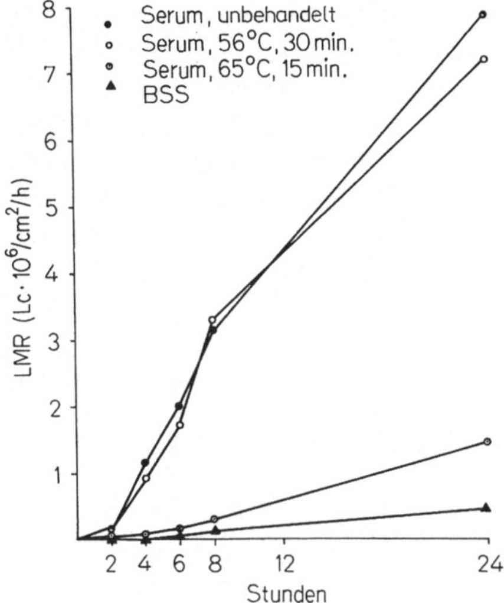

Abb. 21. Thermostabilität (56° C) und -labilität (65° C) des Leukocyten-Mobilisationsfaktors in autologem Serum. (GKS = gepufferte, isotone Kochsalzlösung, pH 7,4)

2. Bei Dialyse des Serums in Cellophan gegen Hanks-GKS entsteht kein Verlust der LLM-stimulierenden Eigenschaft des Serums, bzw. keine allein durch die Dialyseflüssigkeit induzierte Steigerung der LLM.

3. Vergleichende LMT mit kommerziell erhältlichen Albumin- und Gammaglobulinfranktionen in GKS (Schweiz. Rotes Kreuz, Zentrallaboratorium Bern) zeigten keine eindeutigen Unterschiede in der induzierten leukocytären Reaktion (Abb. 22a). Beide Eiweißfraktionen mobilisierten mehr Leukocyten als GKS allein, jedoch weniger als autologes Serum.

4. Fraktionierung von autologem Serum in DEAE-Cellulose-Säulen führte zur Gewinnung von 4 Serumeiweißfraktionen, von welchen nach bisher vorliegenden Ergebnissen keine in eindeutiger Weise den SLMF enthält, obwohl in einem Experiment mit 6 simultanen Hautkammern die stark gammaglobulinhaltigen Fraktionen I (= reines IgG) und II = Gemisch von IgG, IgA und weiterer Globuline) deutlich mehr Leukocyten zu mobilisieren vermochten als die Albumin-haltigen Fraktionen III und IV (Abb. 22b).

Verschiedene Autoren haben in tierexperimentellen Studien mit histologischen Methoden [135], sowie in vitro mit der Boyden-Technik endogene und exogene „chemotaktische" Substanzen für Granulocyten nachgewiesen: Das Serum-Komplementsystem, vor allem C'5-C'6-Komplexe [209, 259, 260], Antigen-Antikörperkomplexe [49], sowie Faktoren, welche durch das Zusammenwirken von Endotoxin und Serumkomplementfraktionen bzw.

von Endotoxin direkt auf die Leukocyten entstehen [66, 82, 237]. Fibrin und Fibrin-Spaltprodukte wurden für die Granulocyteninfiltration in Gelenkergüssen bei chronischer Polyarthritis verantwortlich gemacht [213]. Plasminogen-Streptokinase-Mischungen induzierten Chemotaxis von Granulocyten [246]. Eine Vielzahl von chemisch unterschiedlich klar charakterisierten leukotaktischen Faktoren wurde seit den zahlreichen Arbeiten Menkin's über Leukotaxine [176— 178] publiziert, teils humoraler [111, 139, 140, 141, 194, 259, 260], teils cellulärer [20, 48, 71, 79, 100, 137,

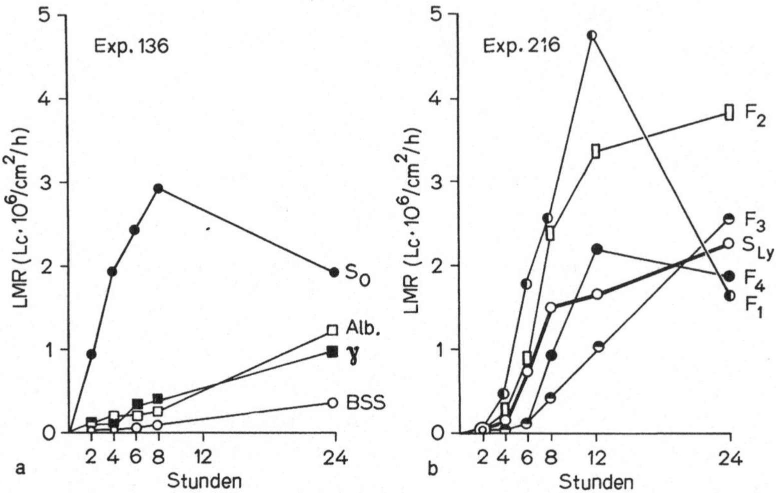

Abb. 22. a. Einfluß von gepooltem Humanalbumin (Alb) und Humangammaglobulin (γ) SRK in GKS auf die Kinetik der lokalisierten Leukocytenmobilisation, im Vergleich zu frischem, autologem Serum. b. „Leukotaktische" Eigenschaften von 4 lyophilisierten DEAE-Zellulose-separierten autologen Serumeiweißfraktionen (F_1-F_4) im Vergleich mit lyophilisiertem autologem Vollserum (S_{Ly}). Kurve von S_{Ly}= mit derjenigen von frischem autologem Serum. (Simultanexperimente mit 4 bzw. 6 Hautkammern bei 2 gesunden Ärzten. Alle Kammermedien wurden durch entsprechende Verdünnung mit GKS auf einen Proteingehalt von 10 mg/ml standardisiert)

142, 146, 187, 212, 235], oder exogener Natur [49, 66, 145a, 163, 237, 246]. Neuerdings werden durch Ward u. Mitarb. auch leukotaktische Substanzen beschrieben, die aus sensibilisierten Lymphocyten gewonnen wurden [261]. Eine eingehende Auseinandersetzung mit all diesen beschriebenen, im engeren oder weiteren Sinne „leukotaktischen" bzw. „granulotaktischen" Substanzen, würde den Rahmen dieser Schrift überschreiten.

Eingehende Übersichtsarbeiten über Chemotaxis von Leukocyten finden sich für ältere Arbeiten bei Ehrich [94] und Harris [116—118] und für neuere Erkenntnisse bei Keller u. Sorkin [144].

Das eigenartige an dem von uns mitgeteilten LMF ist der Umstand, daß diese „leukotaktische" Eigenschaft in unbehandeltem, sterilem autologem Serum und Plasma vorhanden ist. Eine bakterielle Kontamination während der LMT wurde aufgrund regelmäßiger bakteriologischer Kontrollen ausgeschlossen.

3. Celluläre Faktoren

Gowland erhielt in seinen vergleichenden Granulocyten-Mobilisationsversuchen mit Leukocytenextrakten eine gesteigerte lokale Zellausschüttung im Vergleich mit Kochsalzlösung [111]. Im Gegensatz zum „Serumfaktor", welcher durch Erhitzen ähnlich unserem LMF zerstört wurde, war dieser „Zellfaktor" anscheinend hitzebeständig. Mit histologischen Methoden sowie mit der Boyden-Kammer in vitro haben weitere Untersucher die Aktivität von Gewebeextrakten (Leberzell- und Leukocytenextrakte) im Auslösen einer gesteigerten lokalen Entzündungsreaktion nachgewiesen [135, 241]. Dabei soll diese Aktivität nur bei Inkubation der betreffenden Gewebe in Serum, nicht aber in Kochsalzlösung auftreten.

Eigene Versuche mit der Plastik-Kammermethode haben in Simultan-Experimenten bei 3 Personen nach *in vitro*-Inkubation von 10^7—10^8 Lc/ml in GKS oder autologem Serum bei 37°, und nachträglicher Verwendung dieser Lösung als Kammermedium, keine signifikante Steigerung der LLM ergeben. Demgegenüber wurde mit der Wieder-Verwendung von gepooltem, zellfreiem Exsudat eines früheren LMT bei derselben Versuchsperson im Vergleich mit frischem autologem Serum eine erhebliche Steigerung um das 2—4fache erzielt (Abb. 23a). Zusätzliche Untersuchungen mit Früh- bzw. Spätexsudaten (0—6 und 8—24 Stunden) führten mit beiden gepoolten Fraktionen zu vergleichbarer Stimulation der leukocytären Exsudation (Abb. 23b). Diese wieder verwendeten, zellfrei zentrifugierten Seren wurden dabei jedesmal — wie auch sämtliche übrigen Testmedien und 24-Stunden-Kammerexsudate — strengen bakteriologischen Kontrollen unterworfen, um eine mögliche exogene Stimulation der LLM auszuschließen. Eine anti-inflammatorische Wirkung von Entzündungs-Exsudaten, wie dies mittels des Carrageenin-Ödem-Tests an der Ratte von Billingham beschrieben wurde [27, 28] haben wir unter den Verhältnissen des LMT nie beobachtet.

Diese Versuchsserie zeigt, daß zusätzliche Faktoren, welche entweder von mobilisierten Leukocyten ins Kammermedium ausgeschieden werden, oder möglicherweise durch die Einwirkung von autologem Serum auf die lädierte Schürfungsfläche entstehen, die LLM entscheidend zu beschleunigen und zu steigern vermögen. Dieser Effekt tritt vor allem in der Frühphase (0—6 Stunden) in Erscheinung, indem mit wiederverwendetem „exponiertem Serum" die mit frischem Kontroll-Serum beobachtete initiale Latenz-

periode ausfällt (Abb. 23). Zusätzliche Untersuchungen über die Natur dieser
cellulären bzw. Gewebefaktoren sind nötig. Die Rolle der durch Traumatisierung freigesetzten Gerinnungsfaktoren [246], insbesondere auch der Beteiligung des Kininsystems [112] und proteolytischer lysosomaler Enzyme
[18, 19, 154] an der LLM ist noch zu wenig mit wirklich quantitativen vergleichenden Methoden geklärt.

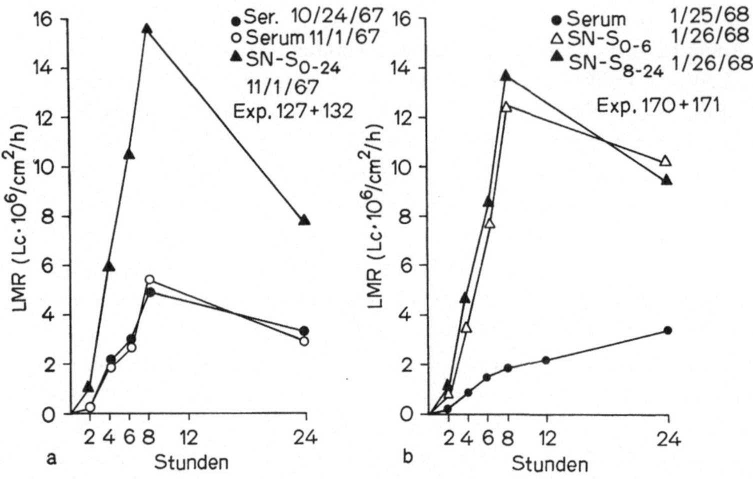

Abb. 23. a. Stimulation der lokalisierten Leukocyten-Mobilisation durch Wiederverwendung des zellfreien gepoolten Exsudatserums (SN-S$_{0-24}$) eines vorangegangenen
LMT bei derselben gesunden Versuchsperson. b. Identische Steigerung durch wiederverwendetes, zellfreies und steriles Frühexsudatserum (SN-S$_{0-6}$) bzw. Spätexsudatserum (SN-S$_{8-24}$) bei einer Normalperson. (LMR = Leukocyten-Mobilisationsraten.
Kontroll-LMT in beiden Fällen mit frischem, autologem Serum)

4. Vasoaktive Substanzen

Trotz einer Vielzahl von Arbeiten über die Bedeutung vasoaktiver Substanzen als Mediatoren der Entzündungsreaktion (wie z. B. Histamin, das
Kinin-System, Serotonin und die Katecholamine), ist über den Einfluß dieser Substanzen auf die LLM in vivo wenig quantitativ Gesichertes bekannt.
Es herrscht heute die Ansicht vor, daß die Faktoren, welche die Veränderungen der Mikrozirkulation im Entzündungsfeld und die Plasmaexsudation
bewirken, grundsätzlich verschieden sind von denjenigen, welche die celluläre Emigration steuern [115, 135, 241].

Eigene bisherige Untersuchungen mit dem LMT haben bei Zugabe kleiner
Mengen von *Epinephrin* (0,5—1,0 µg/ml autologes Serum) ins Kammer-

medium eine weitgehende initiale Blockade der LLM in den Intervallen von 0—6 Stunden des sterilen Entzündungsvorgangs in den Hautkammern ergeben (Abb. 24a). Nach 6 Stunden konnte die leukocytäre Emigration trotz frischem Zusatz von Adrenalin zum Kammermedium nicht mehr eindeutig gehemmt werden. Dies könnte dahin interpretiert werden, daß im Ablauf der Entzündungsreaktion eine in zunehmendem Maße nicht-vasculär angreifende Regulation der LLM in den Vordergrund tritt, bzw. daß der vaso-constrictorische Adrenalineffekt durch freiwerdende (celluläre?) Stimulatoren der LLM gehemmt wird.

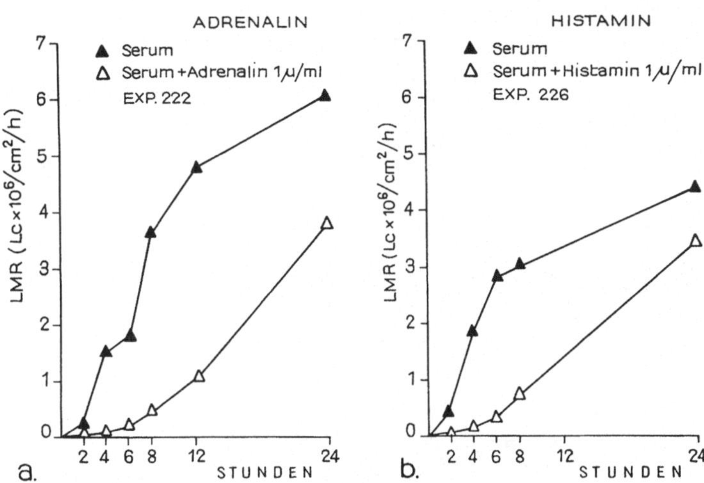

Abb. 24. Einfluß lokal ins Kammermedium eingebrachter vasoaktiver Substanzen auf den Vorgang der lokalisierten Leukocyten-Mobilisation bei Gesunden. a. Adrenalin, b. Histamin (LMR=Leukocyten-Mobilisationsraten)

Unerwarteterweise trat derselbe Hemmeffekt in der Frühphase der Leukocyten-Mobilisation auch bei Zusatz von 1—10 µg Histamin/ml Kammerserum in Erscheinung (Abb. 24b). Histamin wird als einer der Hauptfaktoren der im Entzündungsgebiet auftretenden Hyperämie und Ödembildung angesehen [94, 241]. Die Unfähigkeit von „Mediatoren" der vasculären Entzündungsreaktion (z. B. Histamin, Bradykinin), eine Leukocyten-Emigration bzw. -Ansammlung zu bewirken, wurde auch von andern Untersuchern in vitro mit der *Boyden*-Kammer (Sorkin, persönliche Mitteilung) und in vivo am Menschen von Gowland beobachtet [111]. Die Cytologie der Hautkammerexsudate zeigte in unseren Versuchen nur vereinzelte eosinophile Leukocyten, nebst einer überwiegend neutrophilen Reaktion. Eine lokale Ansammlung von Eosinophilen bedingt durch Histamin, wurde durch Fernex u. Fernex [97] in Hautfensterexsudaten an Menschen beobachtet.

Serotonin hat nach unsern Erfahrungen mit dem LMT in Dosen von 1—5 µg/ml autologes Serum keinen modifizierenden Einfluß auf den Ablauf der LLM.

5. Unspezifische Antigene

Wie oben dargelegt wurde (Kap. VII/1) lösen Kochsalzlösungen (KS und GKS) eine minimale, vernachlässigbare LLM aus [229]. Hingegen führte die Zugabe von Streptokinase+Streptodornase (Varidase) in Konzentrationen von 65—250 Einheiten/ml GKS sowie weiterer bakterieller und viraler Antigene zu einer signifikanten Steigerung der leukocytären Emigration (Abb. 25a und Abb. 25b). Entgegen den Erfahrungen mit Serum oder serum-

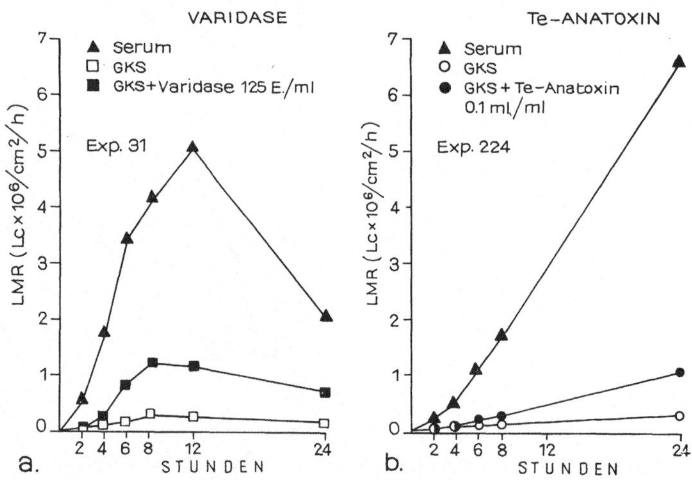

Abb. 25. Einfluß bakterieller Antigene im Kammermedium (GKS) auf den Ablauf der lokalisierten Leukocyten-Mobilisation bei 2 nicht immunen Personen. a. Strepto-kinase+Streptodornase (Varidase), b. Tetanus-Anatoxin

haltigen Kammermedien, setzte die Leukocytenauswanderung mit GKS-Varidase erst 4—6 Stunden nach dem Beginn des LMT ein, während serum- und antigenfreie Elektrolyt-Medien wie oben gezeigt, eine 8—12stündige Latenzperiode aufwiesen. Die am meisten verwendete Varidase-Konzentration betrug 125 E./ml GKS, nachdem mit höheren Konzentrationen bei 2 Normalpersonen erhebliche lokale Irritation mit schmerzhaftem, sterilem Ödem in der Umgebung der Hautkammern aufgetreten war. Da eine solche lokale Reizung jedoch später auch bei Verwendung von 65 E. Varidase/ml GKS bei einer weiteren Versuchsperson mit leicht erhöhtem Antistreptolysin-titer auftrat, war eine dosis-unabhängige, allergische Reaktion im Bereich der Hautkammer nicht auszuschließen.

Der Zusatz von 5—10⁰/₀ autologem Serum zu GKS ergab regelmäßig
höhere LLM-Werte als die Verwendung von GKS-Varidase (Abb. 26). Dies
traf auch zu, wenn anstelle von Varidase andere bakterielle und virale Antigene, wie PPD, Mumpsantigen und Tetanus-Anatoxin verwendet wurden.
Diese Tatsache spricht u. a. nebst den bakteriologischen Kontrollen gegen die
Möglichkeit, daß bakterielle Verunreinigungen eine Erklärung für die massive Stimulation der LLM durch unverdünntes Serum liefern könnten. Antigene und Antigen-Antikörperkomplexe zeigen sich sowohl bei *in vitro* Ver-

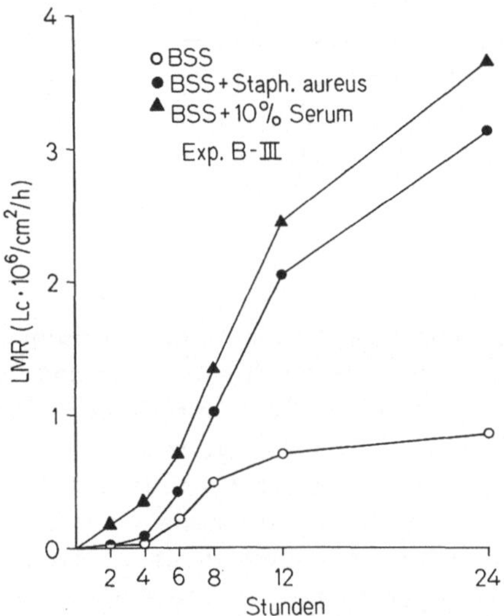

Abb. 26. Stimulation der lokalisierten Leukocyten-Mobilisation durch Extrakt von
Staph. aureus in GKS im Vergleich mit autologem Vollserum bzw. 10⁰/₀ Serum in
GKS (ca. 10⁸ Staph. aureus/ml GKS, hitzeinaktiviert). BSS=Buffered isotonic saline
solution=DKS

suchen mit der *Boyden*-Kammertechnik sowie *in vivo* als „chemotaktisch"
für neutrophile Granulocyten [49, 67, 260]. Aus in vitro Versuchen ist bekannt, daß bakterielle Lipopolysaccharide in Gegenwart von Serumkomple-
ment in menschlichen Leukocyten eine Freisetzung verschiedener lysosomaler
Enzyme bewirken [66], welche ihrerseits als Mediatoren der Entzündungsreaktion funktionieren können [20, 78, 108, 154, 192].

Die qualitativen Veränderungen der cellulären Zusammensetzung der
Exsudate, wie sie mit der Deckglasmethode nach Antigenzusatz beobachtet
wurden [210], waren bisher mit dem LMT enttäuschend gering. Die Zunahme mononucleärer Exsudatzellen war gegenüber den Kontrollexsudaten
ohne Antigenzusatz bei nicht-immunen Probanden nicht signifikant. Die

Zusammenhänge zwischen unspezifischen und spezifischen Vorgängen bei der lokalen Entzündungsreaktion sind jedoch komplexer Art und zur Zeit noch weitgehend ungeklärt. Je nach Art des Erregers bzw. Antigens dominieren bei gewissen infektiösen Entzündungen unspezifische Abwehrreaktionen, bei andern wiederum Immunvorgänge, wie z. B. bei der lokalen Anaphylaxie oder der Immunkomplex-Vasculitis, bzw. dem Arthus-Phänomen [14, 194]. Die entscheidende Rolle von aktivierten Serumkomplement-Komplexen und der granulocytären Infiltration bzw. Desintegration am Zustandekommen der Arthus-Reaktion steht heute fest [67, 78, 91, 108, 236, 263].

Weitere systematische Untersuchungen über den Einfluß verschiedenster Antigene auf die LLM bei nicht immunen sowie immunisierten Personen sind nötig. Der LMT stellt eine Methode dar, welche geeignet ist, Modifikationen der cellulären (vorwiegend granulocytären) Phase des akuten Entzündungsvorgangs quantitativ, kinetisch und qualitativ zu erfassen.

6. Corticosteroide

Die entzündungshemmende Wirkung von Cortison und ACTH wurde bereits 1950/51 in Tierversuchen durch Dougherty und Schneebeli [87] und durch Rebuck u. Mitarb. [208, 211] mittels der Hautfenster-Deckglas-Methode am Menschen experimentell nachgewiesen. Die letzteren Untersucher fanden bei topischer Anwendung von Cortison auf den Hautfenstern eine verminderte polymorphonucleäre Exsudation sowie einen deutlich verminderten Anteil der sonst bei dieser Methode nach 8 Stunden sehr zahlreichen mononucleären Exsudatzellen [208]. Boggs u. Mitarb. konnten diese qualitativen Veränderungen der Hautfenster-Exsudate mit derselben Methode nicht bestätigen, fanden jedoch bei gesunden Versuchspersonen unter dem Einfluß von parenteral verabreichten Dosen von Hydrocortison und oraler Prednisongabe ebenfalls eine eindrückliche Depression der Exsudatcellularität [38]. In der Folge sind in der Literatur mangels quantitativer Methoden zur Erfassung der LLM widersprüchliche Resultate über Maß und Art des Einflusses von Corticosteroiden auf die leukocytäre Emigration veröffentlicht worden [199].

Mit dem LMT konnten wir in 53 Experimenten bei 17 hämatologisch normalen Personen und systemischer (parenteraler und oraler) Verabreichung von 25—100 mg Prednison oder Prednisolon pro m² Körperoberfläche im Mittel eine Depression der Leukocyten-Mobilisationsraten um 50% bei 8 Stunden und um 30—45% bei 24 Stunden erzielen, je nach Art des Kammermediums. Die Kinetik der LLM blieb im allgemeinen gewahrt. Es kam jedoch meistens zur Glättung der bei Personen des Mobilisationstyps 1 charakteristischen „Spitze" bei 8—12 Stunden nach Beginn des LMT (Abb. 27a). Der hemmende Einfluß auf die leukocytäre Emigration war vor allem in der Frühphase der LLM von 0—8 Stunden ausgeprägt und trat ein, wenn Prednison 2 Stunden vor, gleichzeitig oder 2 Stunden nach Beginn des LMT oral oder parenteral verabreicht wurde (unveröffentlichte Befunde).

Im Gegensatz zu früheren Arbeiten mit der Deckglasmethode [38, 208] wurde in unseren Versuchen mit dem LMT bei lokaler Anwendung von verhältnismäßig hohen Konzentrationen von Hydrocortison und Prednisolon

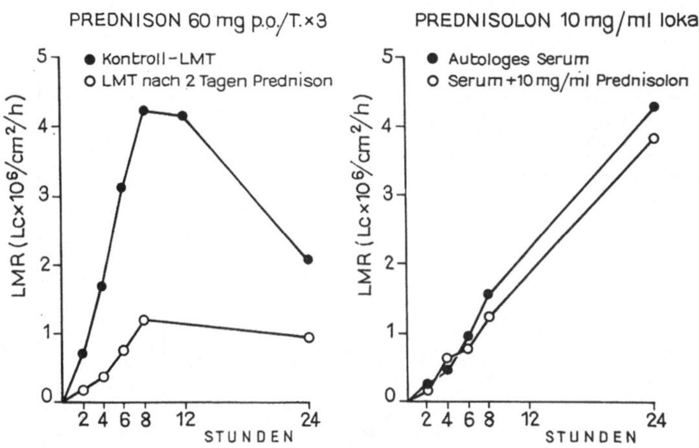

Abb. 27. Einfluß von Steroiden auf die lokalisierte Leukocyten-Mobilisation. a. Signifikante Depression der LMR unter kurzfristiger oraler Prednisontherapie (60 mg/Tag p. o. ×3 Tage) b. Fehlende Depression der LMR durch lokal hochdosiertes Prednisolon, enthalten im Kammermedium (10 mg/ml autologes Serum)

im Kammermedium keine signifikante Hemmung der LLM ein (Abb. 27b). Erst pharmakologische Dosen von 10—25 mg Prednisolon/ml Kammerserum hemmten die leukocytäre Emigration im Vergleich zu simultanen Kontroll-LMT um 20—30%. Eine qualitative Veränderung der überwiegend granulocytären Kammerexsudate erfolgte unter Steroidmedikation nie. Hingegen trat parallel zur Depression der LLM in den Hautkammern unter dem Einfluß von Corticosteroiden auch eine signifikante Einschränkung der Proteinexsudation in der Frühphase des LMT auf [199]. Die klinische Bedeutung dieser durch Steroide eingeschränkten granulocytären Abwehrreaktion ist noch nicht völlig geklärt, insbesondere fehlen quantitative Angaben über die Wirkung dieser Medikamente bei Dauermedikation.

Von Interesse ist, daß Dexamethason und weitere fluorierte Steroide (Betamethason, Triamcinolon) in Dosen von 4—16 mg/m² in unseren LLM-Versuchen im Gegensatz zu andern geprüften Steroiden (Hydrocortison, Prednis(ol)on, Methylprednisolon) nicht zu einer Hemmung, sondern zu einer Steigerung der Leukocyten-Emigration in die Hautkammern führten [199]. Der unterschiedliche Einfluß auf die lokale Entzündungsreaktion wird u. a. bei Berücksichtigung der Blutgranulocyten-Clearance offenbar, indem diese durch Prednison stark vermindert, durch Dexamethason (und andere fluorierte synthetische Steroide) jedoch nicht herabgesetzt wurde (Abb. 28). Die praktische Bedeutung dieses Befundes harrt noch der vergleichenden klinischen Prüfung.

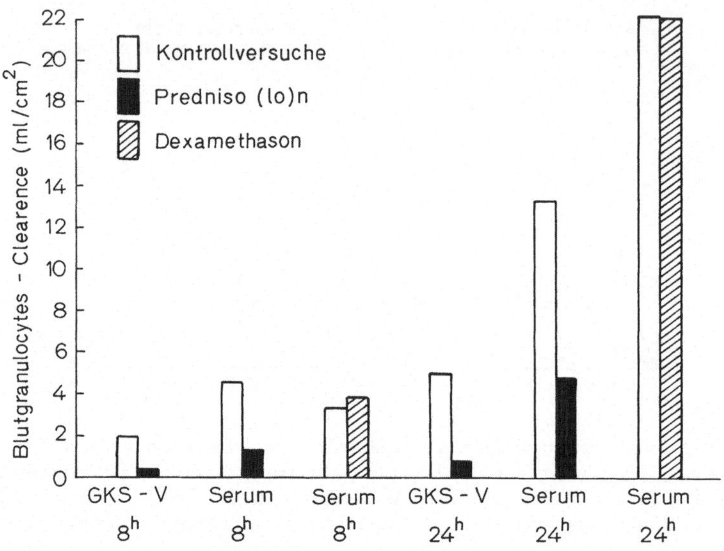

Abb. 28. Unterschiedlicher Einfluß von oral verabreichtem Predniso(lo)n und Dexamethason auf die Blutgranulocyten-Clearance (BGC) 8 bzw. 24 Stunden nach Beginn des LMT (Arithmetische Mittelwerte von 12 bzw. 7 Experimenten)

7. Pyrogene Reizstoffe

Verschiedene pyrogene Reizstoffe wurden nach lokaler und systemischer Verabreichung bezüglich ihres Einflusses auf die celluläre Abwehrreaktion geprüft. Paradoxerweise bewirkte Etiocholanolone [57], welches 12—14 Stunden nach intramuskulärer Injektion zu einer protrahierten Leukocytose und Granulocytose samt Fieberreaktion führt [253, 254, 265], bei lokaler Applikation durch Zugabe zum Kammermedium eine dosisabhängige starke Hemmung der LLM. Mit 10 μg Etiocholanolone pro ml autologes Serum konnte die celluläre Reaktion reproduzierbar blockiert werden (Abb. 29a). Wurde Etiocholanolone 8 Stunden vor dem LMT intramuskulär injiziert, führte diese parallel mit der induzierten peripheren Leukocytose zu einer signifikanten Steigerung der LLM, gemessen in den Hautkammern (Abb. 29b).

Die Diskrepanz zwischen lokal (extravasculär) und systemisch (intravasculär) verabreichtem Etiocholanolone in der Wirkung auf die celluläre Abwehrreaktion ist noch ungeklärt, und läßt auf einen komplexen Angriffspunkt dieses pyrogenen Steroidmetabolits im Verlaufe der Entzündungsreaktion schließen [265].

Echinacin (Dr. Madaus & Co, Köln), ein leider quantitativ schlecht standardisierter Pyrogenstoff pflanzlicher Herkunft [61a], bewirkte lokal im

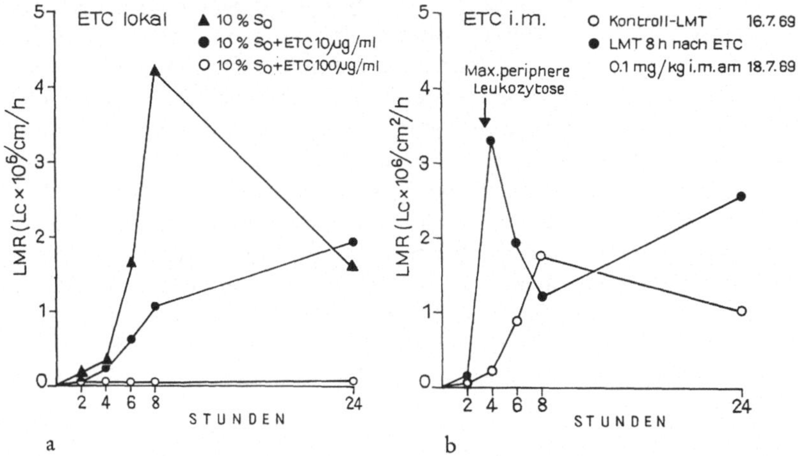

Abb. 29a. Dosisabhängige Hemmung der lokalisierten Leukocyten-Mobilisation (LLM) durch lokal im Kammermedium verabreichtes Eticholanolone (ETC). (Simultanes Tripelexperiment). b. Steigerung der LLM durch parenteral appliziertes ETC (Sequenzexperiment)

Kammermedium appliziert im Gegensatz zu Etiocholanolone eine eindrückliche 50—100⁰/₀ige Steigerung der LLM. Parenteral in Dosen von 0,3 bis 2,0 ml/m² verabreicht, erfolgte bei 5 Versuchspersonen weder eine signifikante Leukocytose noch eine Änderung der LLM gegenüber den entsprechenden Kontrollen (unveröffentlichte Daten).

Menkin beobachtete schon 1940 Leukocytose-induzierende Eigenschaften von Endzündungsexsudaten [176]. „Leukocytosis-promoting factors" wurden seither beschrieben in Serum von Hunden, welche sich von einer medikamentös-induzierten Knochenmarksdepression erholten [41] und Extrakten von murinen Tumoren [79]. Neuerdings berichteten Ludwig, Smoke u. Wellington aufgrund von Rattenexperimenten über einen humoralen Granulocytenmobilisationsfaktor, welcher nur bei intakter Milz entsteht, bzw. aktiviert wird [162]. Es steht heute noch völlig offen, ob die Regulationsfaktoren der *generalisierten* (Knochenmark-Blutbahn) und der *lokalen* (Blut-bahn-Gewebe) Leukocyten-Mobilisation identisch sind. Aufgrund unserer Experimente mit systemisch und lokal verabreichten Pyrogenstoffen müßten wir dies eher verneinen.

8. Äthylalkohol

Eine Anzahl weitverbreiteter Substanzen scheint einen direkten Ein-fluß auf den akuten Entzündungsprozeß, insbesonders auf die Mobilisation von Leukocyten aus der Blutbahn zu haben. Rudimentäre Angaben liegen vor über Äthylalkohol, welcher während der Dauer von intravenösen Infu-sionen bei einer Gruppe von Versuchspersonen eine eindrückliche Depression der LLM bewirkte [52]. Das erhöhte Infektrisiko bei Äthylikern und die Häufigkeit fataler Septitiden, insbesondere im fortgeschrittenen Stadium der Lebercirrhose, ist bekannt [232]. Bei dieser Gruppe von Patienten scheint auch die Knochenmarks-Granulocytenreserve vermindert zu sein [173]. Auf die tiefgreifenden morphologisch-hämatologischen Veränderungen wie z. B. Vacuolisierung von Proerythroblasten und Promyelocyten, Thrombopenie und Anstieg des Serumeisens bei gesunden Versuchspersonen unter Alkohol-einfluß haben Lindenbaum und Lieber kürzlich hingewiesen [161]. Eine eingehende Studie der funktionellen cellulären Infektabwehrstörungen bei Alkoholikern und bei Patienten mit verschiedenen Leberkrankheiten ist der-zeit im Gang.

VII. Pathologie der cellulären Infektabwehr bei Hämoblastosen

1. Allgemeines

Bereits ältere pathologisch-anatomische Arbeiten enthielten sporadische, allerdings widersprüchliche Berichte über die mangelhafte oder sogar fehlende, lokale Entzündungsreaktion bei Leukämiekranken, welche an ausgedehnten Infektionen verstarben [30, 86]. Eine erste sorgfältige Arbeit stammt von Jaffé [136], welcher 1932 die paradoxe Situation erkannte, daß die Intensität der lokalen entzündlichen Infiltration mit Granulocyten und Makrophagen nicht unbedingt eine Funktion des Vorhandenseins dieser Zellen im peripheren Blut darstellte. Er postulierte, daß zur Entstehung einer wirksamen lokalen Entzündungsreaktion irgendwo im Bereiche des sonst völlig leukämisch infiltrierten Knochenmarks unerkannte Foci von normalen myelopoietischem Gewebe vorhanden sein müssen. Jaffé trat auch der von früheren Pathologen vertretenen Meinung entgegen, daß bei Leukämiekranken die unreifen leukämischen Zellelemente an der cellulären Infekt-Abwehr teilnehmen würden [30, 83], indem er histologisch bei Autopsien entweder nur eine reife leukocytäre Reaktion oder dann eine fehlende celluläre Abwehr bei bakterieller Invasion fand [136]. Boggs sowie Perillie u. Finch konnten viel später eine Verringerung und Verzögerung der lokalen Entzündungsreaktion bei Leukämiepatienten experimentell mit der Rebuck-Methode sowie der Glaskammer-Technik nachweisen [37, 196, 197]. Die Ergebnisse von Perillie u. Finch sowie unsere eigenen Untersuchungen mit dem LMT wiesen auf schwere quantitative Störungen der LLM und auf eine mögliche prognostische Korrelation zwischen den Resultaten des LMT und dem klinischen Verlauf bei Patienten mit akuten Leukämien hin [197, 223, 225]. Dieser Defekt in der Mobilisation defensiver Zellen ins Entzündungsfeld hat sich in den letzten Jahren mindestens bei den akuten Leukämien immer klarer als Hauptursache der gesteigerten Infektanfälligkeit erwiesen, nachdem andere Abwehrfaktoren wie die Phagocytosekapazität reifer Zellen [17, 132, 248], Antikörperbildung, Immunglobulin- und Properdinspiegel [16, 149, 159, 174] durch verschiedene Autoren bei akuter Leukämie übereinstimmend als normal beurteilt wurden.

Es war deshalb naheliegend, die mit dem LMT bei Gesunden gewonnenen Erfahrungen routinemäßig bei 161 Patienten mit verschiedenen durch erhöhte Infektanfälligkeit gekennzeichneten hämatologischen Neoplasien als klinischen Funktionstest der cellulären Infektabwehr zu Beginn und im Verlaufe der Krankheit anzuwenden.

2. Akute Leukämien

Die eindrücklichsten Veränderungen der cellulären Abwehrreaktion wurden mit dem LMT bei Patienten mit akuten Leukämien gefunden. Da zwischen der lymphatischen und der myeloischen Form sowohl quantitative als auch kinetische Differenzen bestehen, werden die einzelnen Formen gesondert betrachtet.

a) Akute myeloische Leukämie (AML)

Bei dieser zahlenmäßig in unserem erwachsenen Krankengut am stärksten vertretenen Patientengruppe war die mit dem LMT gemessene lokalisierte Leukocyten-Mobilisation in der floriden Krankheitsphase in der Regel stark vermindert. Abb. 30 illustriert dieses Defizit anhand der Werte der totalen Leukocyten-Mobilisation (TLM) nach Ablauf der 24stündigen Testdauer. Von den 49 Patienten mit AML wies in der floriden initialen Krankheitsphase keiner eine normale TLM auf. Bei 14 Patienten mit florider AML wurden in den Exsudaten innert 24 Stunden überhaupt keine Leukocyten aufgefangen. Sechs AML-Patienten mobilisierten immerhin 20—35 Millionen Granulocyten/cm^2/24 h. Der Mittelwert (Median) der TLM bei akuter myeloischer Leukämie betrug $1,9 \times 10^6$ Lc/cm^2/24 h, im Vergleich zum Mittelwert von $73,1 \times 10^6$ Lc/cm^2/24 h der gesunden Kontrollgruppe (p $<$ 0,001). Die defizitäre LLM bei diesen Patienten war nicht abhängig von einer chemotherapeutischen Vorbehandlung eines Teils der Fälle [226]. Mit wenigen Ausnahmen waren im Verlaufe der ersten 4—6 Stunden die Kammerexsudate unserer meisten Patienten mit AML praktisch acellulär. In einigen Fällen mußte dies allerdings durch Korrektur der Erythrocytenkontamination sekundär errechnet werden (Kap. IV/2c), indem die mit dem Grundleiden einhergehende hämorrhagische Diathèse zu passiver Blutung in die Hautkammern und damit auch zu passiver Einschwemmung von Leukocyten (u. a. Blasten) führte.

Tabelle 7 enthält eine Zusammenstellung der Alters- und Geschlechtsverteilung sowie der wichtigsten hämatologischen Befunde der Patienten mit akuten Leukämien.

Während der Dauer „vollständiger" Knochenmarksremissionen [95, 167] wies ein Teil derselben Patienten mit AML eine deutliche Steigerung der LLM auf (Abb. 30). Einzelne Patienten erreichten in Remission hochnormale

Tabelle 7. *Hämatologische Daten (Mittelwerte) der verschiedenen Patientengruppen mit florider akuter Leukämie im Zeitpunkt des initialen LMT*

Diagnose	Patienten	♀	♂	Mittl. Alter Jahre	Hb g %	Periphere Thrombo	Blutzellen$\times 10^3$/mm^3			Knochenmark [a]	
							Lc	PMN	Blasten	% Blasten	% Myelo
AML (unbehandelt)	23	9	14				6,3	0,5	4,9	79	10
				40	9,2	35,0					
AML (vorbehandelt)	26	10	16				8,9	1,1	5,9	71	13
ALL (unbehandelt)	5	2	3				21,7	3,2	14,3	71	10
				24	10,4	112,0					
ALL (vorbehandelt)	7	3	4				13,5	0,6	10,4	56	9

[a] Prozentwert bezogen auf alle kernhaltigen Zellen

AML = Akute myeloische Leukämie, ALL = Akute lymphocytäre Leukämie
Hb   = Hämoglobin, Thrombo = Thrombocyten, Lc = Gesamtleukocyten, PMN = Granulocyten
Myelo = Myelocytäre Reihe (Myelocyten+Granulocyten) im Knochenmark

TLM-Werte von über 120×10^6 Lc/cm²/24 h, doch die Mehrzahl blieb immer noch deutlich im untersten Normbereich. Der TLM-Mittelwert (Median) der Patienten mit AML in Remission ($40,6 \times 10^6$ Lc/cm²/24 h) war im Vergleich zur akuten Krankheitsphase signifikant erhöht ($p < 0,001$), gegenüber dem Mittelwert der Gesunden jedoch nicht mehr eindeutig erniedrigt ($p < 0,1$). Die verhältnismäßig großen Schwankungen der TLM bei Leuk-

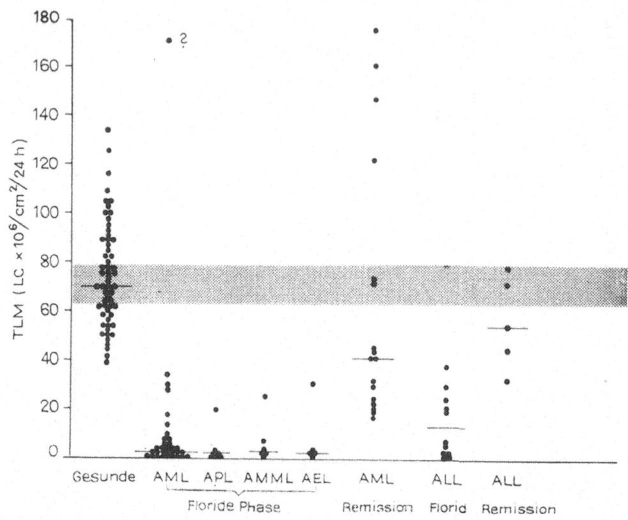

Abb. 30. Totale Leukocyten-Mobilisation (TLM) in 24 Stunden bei verschiedenen Formen von akuter Leukämie in florider Krankheitsphase und in Vollremission. (Schraffiertes Feld = TLM von 63 Gesunden ± 2 Standardfehler; Querstrich = Medianwert der TLM jeder Untersuchungsgruppe) AML = Akute myeloische Leukämie, APL = Akute promyelocytäre Leukämie, AMML = Akute monomyelocytäre Leukämie, AEL = Akute Erythroleukämie, ALL = Akute lymphatische Leukämie

ämiepatienten in Remission waren nicht abhängig von der zirkulierenden Leukocyten- bzw. Granulocytenzahl und dürften mit unterschiedlicher Proliferationsaktivität des Knochenmarks nach chemotherapeutisch induzierter Markdepression zusammenhängen. Das Ausmaß der TLM in Remission war in unserem Krankengut kein prognostischer Faktor für die Qualität bzw. Dauer der erreichten Remissionen. Die klinischen und prognostischen Aspekte des LMT bei Leukämiepatienten werden für sämtliche Patientengruppen zusammengefaßt besprochen (Kap. VIII/2).

Abb. 31 veranschaulicht die Schwankungen der TLM in florider Initialphase, Remission und Rezidiv im Krankheitsverlauf einer Patientin mit akuter myeloischer Leukämie. Aufgrund der Resultate in 6 derartigen

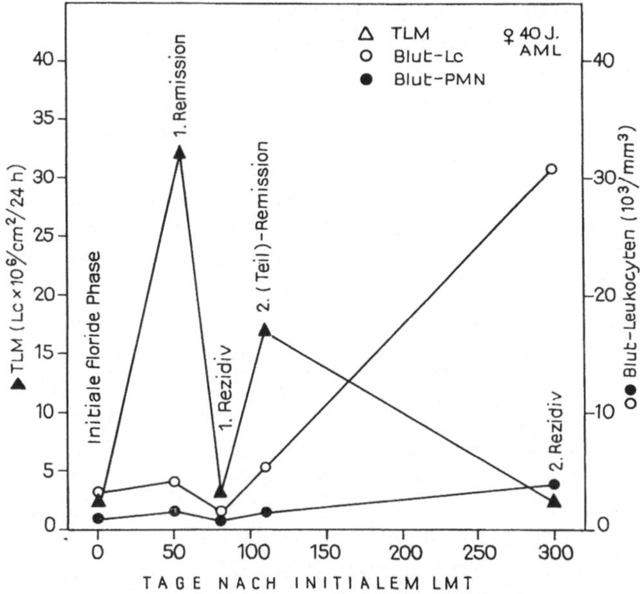

Abb. 31. Schwankungen von Totaler Leukocyten-Mobilisation (TLM), Gesamt-leukocyten (Lc) und Granulocyten (PMN) in floriden Phasen und in Remission bei einer Patientin mit AML

longitudinalen Verlaufsstudien, war bei diesen Fällen die in nachfolgenden Remissionen bzw. Rezidiven gemessene TLM den ursprünglich in der ersten floriden Krankheitsphase bzw. der ersten Remission gemessenen Werten vergleichbar.

b) Morphologische Varianten der akuten myeloischen Leukämie

Die in unserem Beobachtungsgut verhältnismäßig seltenen morpho-logischen Varianten der AML (wie z. B. die akute promyelocytäre, mono-myelocytäre und erythromyelocytäre Form), scheinen sich in bezug auf die celluläre Abwehrreaktion nicht von der klassischen Form der AML zu unter-scheiden. Abb. 30 zeigt einen weitgehend identisch tiefen Wert der TLM für alle genannten Untergruppen, welche ohnehin morphologisch nicht sicher von der akuten Myeloblasten-Leukämie unterschieden werden können. Im um-fangreichen Krankengut kooperativer Chemotherapiegruppen unterscheiden sich diese Formen auch im klinischen Verlauf und der Infektanfälligkeit nicht wesentlich von der klassischen AML [104, 129].

Die wenig cellulären Exsudate enthielten bei unseren Fällen von erythro-myelocytärer Leukämie nur selten und bei Blutung in die Hautkammern Erythroblasten. Im Gegensatz zu Erfahrungen von Boggs mit der Deckglasmethode [37] enthielten die Kammerexsudate unserer wenigen Patienten mit cytochemisch und enzymatisch gesicherter mono-myelocytärer Leukämie [122, 193] fast ausschließlich Granulocyten. Die im peripheren Blut zirkulierenden monocytoiden Zellen bzw. Blasten mobilisierten offensichtlich auch 8—24 Stunden nach Beginn des LMT nicht in die Hautkammern und verhielten sich damit funktionell wie unreife Zellen und nicht wie normale Blutmonocyten. Wie bei andern Leukämiefällen mit hoher zirkulierender Blastenzahl, traten diese monocytoiden leukämischen Zellen in den Kammerexsudaten bei passiver Blutung auf.

c) Akute lymphatische Leukämie (ALL)

Bei 12 Patienten mit ALL (wovon 9 Erwachsene zwischen 18—56 Jahren und 3 Jugendliche zwischen 13 und 18 Jahren) wurde mit dem LMT in der floriden leukämischen Krankheitsphase ebenfalls eine stark eingeschränkte Leukocyten-Mobilisation gefunden (Abb. 30). Die mittlere TLM von $13,1 \times 10^6$ Lc/cm²/24 h war allerdings gegenüber dem entsprechenden Mittelwert bei AML ($1,9 \times 10^6$ Lc/cm²/24 h) signifikant höher ($p < 0,05$). Im Gegensatz zu den Verhältnissen bei den Patienten mit AML, wiesen die Fälle mit vorbehandelter ALL gegenüber den frisch diagnostizierten, unbehandelten Patienten eine deutlich geringere TLM auf [226]. Beim Vergleich zwischen den beiden Hauptgruppen akuter Leukämien ist das wesentlich höhere Durchschnittsalter der Patienten mit AML zu berücksichtigen (Tab. 7), da bei den Normalpersonen eine mögliche Altersabhängigkeit der Leukocyten-Mobilisation festgestellt wurde (Kap. V/3). Zudem wiesen die ALL-Patienten im Vergleich mit den AML-Fällen eine deutlich höhere Zahl zirkulierender Granulocyten im Blut auf.

In der Remissionsphase zeigten 5 nachkontrollierte ALL-Patienten eine tiefnormale bis mittelnormale TLM. Der Mittelwert von $53,4 \times 10^6$ Lc/cm²/ 24 h war weder vom Normwert der gesunden Kontrollgruppe noch vom Mittelwert der AML-Patienten in Remission signifikant verschieden ($p > 0,1$).

Komplikationen des LMT bei akuten Leukämien waren wie bei den gesunden Kontrollpersonen selten. Immerhin mußten einige LMT wegen starker Blutung in die Kammern und Bildung von Coagula über der Hautläsion abgebrochen werden.

d) Morphologie der Kammerexsudate bei akuten Leukämien

Tabelle 8 gibt eine Übersicht der cellulären Zusammensetzung der Hautkammerexsudate bei den verschiedenen Formen von Leukämien in unserem Beobachtungsgut. Dabei ist auffallend, daß die Exsudate bei Abwesenheit

Tabelle 8. *Morphologie der Kammerexsudate bei Patienten mit akuten und chronischen Leukämien im Ablauf des LMT*

Diagnose	Prozentualer Anteil (Mittelwerte von 50—200 ausdifferenzierten Exsudatzellen pro Ausstrich [b]														
	4-Stunden-Exsudat					8-Stunden-Exsudat					24-Stunden-Exsudat				
	Blasten	Myelo	PMN	Ly	Makro	Blasten	Myelo	PMN	Ly	Makro	Blasten	Myelo	PMN	Ly	Makro
AML florid	8	1	91	0	0	3	0	94	1	2	1	0	96	0	3
AML Remission	0	0	99	0	1	0	0	99	0	1	0	0	96	0	4
ALL florid	11	0	85	3	1	7	0	91	1	1	2	0	95	1	3
ALL Remission	0	0	100	0	0	0	0	98	0	2	0	0	95	1	5
CML unbehandelt	3	27	70 [a]	0	0	2	14	82 [a]	1	1	0	5	94 [a]	0	1
CML Remission	0	1	99	0	0	0	0	97	1	2	0	0	97	0	3
CML Blastenkrise	5	18	76	0	1	3	9	88	0	0	2	3	94	0	1
CLL	0	0	21	79	0	0	0	61	37	2	0	0	93	5	2

[a] einschließlich < 5% eosinophile und/oder basophile Leukocyten
[b] Die Prüfung der Exsudatmorphologie war in einzelnen Untersuchungsgruppen unvollständig (Stichproben)

AML = Akute myeloische Leukämie, ALL = Akute lymphatische Leukämie, CML = Chronische myeloische Leukämie
CLL = Chronische lymphatische Leukämie
Myelo = Pro-Myelocyten+Myelocyten+Metamyelocyten, PMN = Polymorphonucleäre Granulocyten
Ly = Lymphocyten, Makro = Makrophagen und Monocyten

von Blutungen in die Kammersysteme fast ausschließlich aus reifen poly-
morphkernigen Leukocyten bestehen, wie dies bereits bei den normalen
Vergleichspersonen der Fall war (Kap. VI/5).

Eine qualitative Veränderung in der Zusammensetzung der Hautkammerexsudate während oder nach der Chemotherapiephase wurde nicht beobachtet. Cytoplasmatische Vacuolisierung von Exsudatgranulocyten und Makrophagen wurde sowohl bei Gesunden wie bei Leukämiepatienten festgestellt [133a, 229, 271]. Eine Hemmung der mononucleären Zellexsudations-

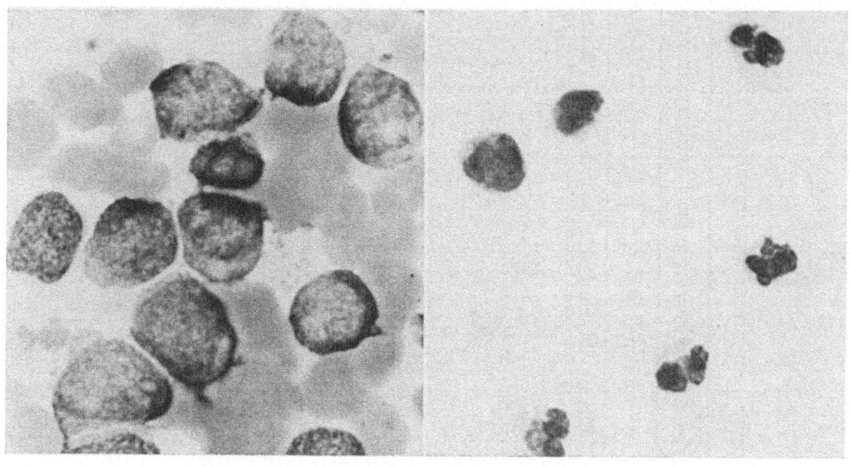

a   b

Abb. 32. Blutausstrich (a) und 24-h-Kammerexsudat (b) eines Patienten mit akuter
myeloischer Leukämie (Gesamtleukocyten 14 200; 89% Blasten, 5% Pro-Myelo-
cyten, 3 Lymphocyten, 3% Granulocyten; Thrombocyten 42 000; TLM=2,4×
10^6 Lc/cm²/24 Std)

phase 24 Stunden nach Testbeginn durch Antimetaboliten wie z. B. Ame-
thopterin oder 6-Mercaptopurin war mit der Rebuck-Methode von Hersh u.
Mitarb. sowie Page beobachtet worden [131, 193a], nicht jedoch von
Perillie u. Finch [196].

Die eindrücklichen Unterschiede zwischen der cellulären Beschaffenheit
des peripheren Blutes und der in den Hautkammern gewonnenen emigrierten Leukocytenpopulationen werden durch Abb. 32 veranschaulicht. Diese
Beobachtungen, wie auch die Erfahrungen mit der Deckglasmethode [37,
196], sprechen deutlich gegen eine aktive Teilnahme leukämischer, unreifer
Leukocyten am lokalen Entzündungsvorgang, wie dies in der älteren pathologisch-anatomischen Literatur öfters postuliert wurde [30, 83]. Nach unseren Erfahrungen traten extravasculäre leukämische Zellinfiltrate nur bei

hämorrhagischer Diathese bzw. Entzündung auf, wobei die leukämischen Zellen wahrscheinlich passiv ins Gewebe „infiltrieren". Damit ist nicht ausgeschlossen, daß unreife myeloblastäre und lymphoblastäre Vorstufen die Fähigkeit zur aktiven Fortbewegung besitzen. Es ist dabei interessant, daß diese Blasten und selbst differenzierte myeloische Vorstufen wie z. B. Myelocyten, in stereoskopischen elektronenoptischen Untersuchungen dieselbe glatte Oberflächenbeschaffenheit aufweisen wie kleine Lymphocyten [64], eine Zellart, welche nach unserer Erfahrung unter den Bedingungen aller Leukocyten-Mobilisations-Tests selten aktiv in die Exsudate auswandert.

3. Einfluß cellulärer und humoraler Faktoren auf die Leukocyten-Mobilisation bei akuten Leukämien

Von besonderem Interesse waren bei Leukämiepatienten die Zusammenhänge zwischen der cellulären Beschaffenheit des peripheren Blutes und der numerischen und qualitativen Zusammensetzung der Kammerexsudate. Abb. 33 veranschaulicht, daß die lokalisierte Leukocyten-Mobilisation bei 49 Patienten mit akuter myeloischer Leukämie nur bedingt eine Funktion der zirkulierenden Granulocytenzahl darstellt. Ein Zusammenhang war nachweisbar in der Gruppe der AML-Patienten, die gänzlich unbehandelt zur Beobachtung kamen (Abb. 33a). Der Korrelationskoeffizient für diese Untergruppe betrug 0,73. Bei der Gruppe von vorbehandelten AML-Patienten (Abb. 33b) sowie im Gesamtkollektiv verlor die Korrelation zwischen Blut-Granulocyten und TLM jegliche Signifikanz (Koeffizienten −0,31 bzw. 0,46). Während AML-Patienten mit wenigen oder fehlenden Granulocyten im peripheren Blut im allgemeinen sehr stark eingeschränkte TLM-Werte zwischen 0 und 3×10^6 Lc/cm²/24 h aufwiesen, war die Leukocyten-Mobilisation bei allen Patienten mit normaler oder erhöhter Zahl zirkulierender Granulocyten paradoxerweise im Vergleich zum Normalwert bei Gesunden stark erniedrigt. Dieses paradoxe Phänomen betraf mehr als ein Drittel unserer AML-Patienten, und war auch bei andern Formen von Leukämien, besonders jedoch bei der Blastenkrise der chronischen Myelose vorhanden.

Eine befriedigende Erklärung dieses paradoxen Verhaltens der Blutgranulocyten bezüglich der LLM bei akuten Leukämien steht noch aus. Die Möglichkeit eines mobilisationshemmenden Einflusses von leukämischem Serum auf die Emigration der eigenen Leukocyten erscheint aufgrund von vergleichenden Mobilisations-Tests mit autologem leukämischem und homologem Normalserum bei 5 Patienten mit florider AML vorhanden. In vergleichenden Experimenten mobilisierten 5 terminale Carcinompatienten deutlich weniger Leukocyten in Parallelkammern mit homologem Leukämieserum als in ihr eigenes Serum [226]. Ähnliche „cross-over"-Versuche mit autologem Serum, gewonnen in der floriden Krankheitsphase bzw. in Voll-

remission bei 3 Patienten mit AML, ergaben keine eindeutige Beeinflussung
der lokalisierten Leukocyten-Mobilisation durch die Art des Kammerserums.
Zusammenfassend läßt sich derzeit sagen, daß die bei vielen Leukämiepatienten trotz „genügendem" Granulocytenangebot im peripheren Blut be-
stehende Einschränkung der LLM nur teilweise auf einen hemmenden Serumfaktor, weit mehr jedoch auf eine funktionelle Minderwertigkeit der potentiellen Exsudatzellen zurückzuführen ist [133a, 226].

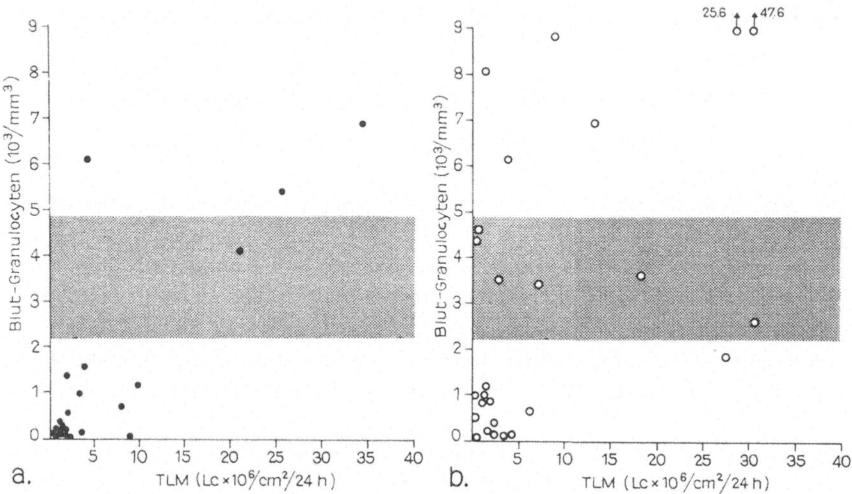

Abb. 33. Korrelation zwischen Blutgranulocytenzahl und totaler Leukocyten-Mobilisation (TLM) bei unbehandelter (a) und vorbehandelter (b) akuter Leukämie.
Jeder Punkt entspricht dem initialen LMT eines AML-Patienten vor Beginn einer
standardisierten Intensivchemotherapie. Schraffierte Fläche = Streubreite der Blut-
granulocyten bei 61 Normalpersonen

Die morphologisch reifen Granulocyten von Patienten mit akuten Leukämien und weiteren Hämoblastosen (siehe unten) erscheinen in ihrer Fähigkeit der Teilnahme an akuten, lokalen Abwehrvorgängen eingeschränkt.
Nachdem bisher bezüglich Morphologie, Phagocytoseaktivität, Enzymgehalt
und „intracellular killing" keine eindeutigen Unterschiede zwischen reifen
Leukocyten von Normalpersonen und Patienten mit akuten Leukämien gefunden wurden, stellt diese paradoxe Mobilisationsschwäche den ersten
demonstrierbaren funktionellen Defekt „leukämischer" Granulocyten dar.
   Die Ursache dieses Defekts ist noch ungeklärt. Möglicherweise wird der
Stoffwechsel und damit die zur aktiven Emigration nötige Energiereserve
dieser morphologisch „normalen" Granulocyten durch den Kontakt mit unreifen leukämischen Zellen im peripheren Blut negativ beeinflußt. Eine

Hemmung der Glykolyse von normalen Erythrocyten durch leukämische Blasten in vitro wurde beispielsweise von Sabine beschrieben [216]. Gegen diese Möglichkeit spricht in unsern Versuchen die Tatsache, daß diese paradoxe Einschränkung der LLM unabhängig von der Zahl der Blasten im peripheren Blut vorkam. Die Beeinflussung des Stoffwechsels normaler Leukocyten im Kontakt mit leukämischen Zellen verdient jedoch alle Aufmerksamkeit. Eine erworbene Funktionsstörung dieser wahrscheinlich ebenfalls von „leukämischen" Blasten abstammenden, aus unbekannten Gründen dann jedoch weiter differenzierenden Granulocyten, ist nicht auszuschließen. Eine weitere Hypothese zur Erklärung des paradoxen Mobilisationsdefizites bei akuter Leukämie ist die Annahme zweier funktionell verschiedener granulocytärer Zellpopulationen bei diesen Patienten, wobei lediglich die Endzellen der normalen Granulopoese die Fähigkeit zur normalen Teilnahme am lokalen Entzündungsprozeß besitzen würden. Diese Theorie würde auch erklären, warum dieselben Patienten im Stadium der Knochenmarksremission plötzlich 5—20mal mehr Exsudatzellen zu mobilisieren vermögen, obwohl die Zahl ihrer zirkulierenden Granulocyten kaum höher und oft sogar erheblich kleiner war als in der floriden Krankheitsphase (siehe auch Abb. 31). Weitere cytochemische und cytophotometrische Studien zur Klärung dieser möglichen „Zwei-Populationen"-Hypothese sind nötig [102].

Eine etwas bessere Korrelation als zwischen der TLM und dem peripheren Blutbild schien uns aufgrund einer vorläufigen Analyse zwischen der semiquantitativ geschätzten Menge differenzierter granulocytärer Zellen im Knochenmark und der TLM bei Leukämiepatienten zu bestehen [224]. Dies würde bedeuten, daß die mittels des LMT gemessene celluläre Abwehrreaktion eher ein Ausdruck der Granulocytenreserve im Knochenmark als eine Funktion der zirkulierenden Granulocytenzahl darstellt. Dieser Korrelationsversuch vermag jedoch um so weniger zu befriedigen, als bis heute keine anerkannten Methoden zur quantitativen direkten Erfassung der Markcellularität vorliegen [85, 262]. Daß der quantitativ und qualitativ normalen Myelopoese eine entscheidende Rolle in der Regulation der Entzündungsreaktion zukommen muß, geht aus dem Umstand hervor, daß die lokalisierte Leukocyten-Mobilisation bei Leukämiepatienten im Stadium der Knochenmarksremission deutlich ansteigt (Abb. 30).

4. Chronische Leukämien und myeloproliferative Syndrome

a) Chronische myeloische Leukämie (CML)

Die Infektanfälligkeit bei Patienten mit chronischer myeloischer Leukämie wird zumindest im Initialstadium nicht als gesteigert betrachtet [75, 262]. Da diese Patienten oft jahrelang ambulant behandelt werden, existieren wenig konkrete Angaben über das wirkliche Infektrisiko dieser Untersuchungsgruppe. Immerhin wurde in einzelnen Arbeiten auf die erhöhte Bereitschaft zur Erkrankung an Tuberkulose hingewiesen [186, 191]. Dieser Umstand hängt wahrscheinlich mit der verschiedentlich bestätigten Verminderung der Phagocytoseaktivität von Granulocyten und Makrophagen bei Patienten mit CML zusammen [4, 51, 132, 248]. Quantitative experimentelle Angaben über das Ausmaß der granulocytären Abwehrfunktion bei CML lagen bisher unseres Wissens nicht vor.

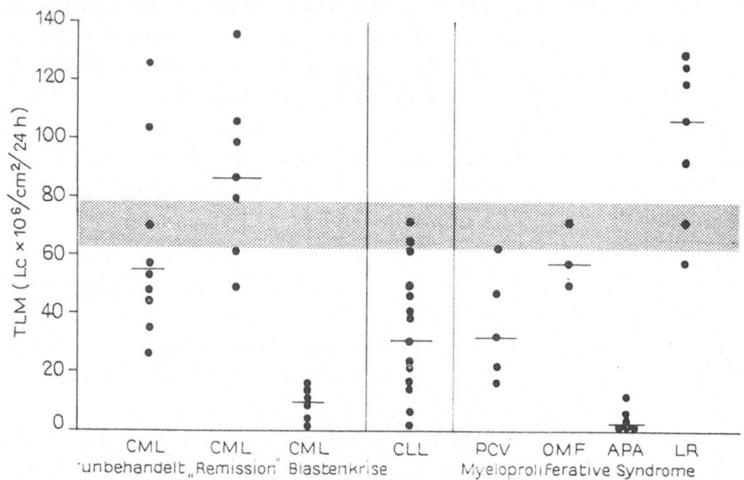

Abb. 34. Totale Leukocyten-Mobilisation (TLM) bei chronischen Leukämien und verschiedenen myeloproliferativen Syndromen. CML=chronische myeloische Leukämie, CLL=chronische lymphatische Leukämie, PCV=Polycythämia vera, OMF= Osteomyelofibrose, APA=Aplastische Anämie, LR=Leukämoide Reaktion

Abb. 34 zeigt, daß die mit dem Leukocyten-Mobilisations-Test gemessene akute, celluläre Abwehrreaktion bei Patienten mit unbehandelter oder rezidivierender chronischer Myelose in der Regel im unteren Normbereich liegt. Der Mittelwert (Median) von $54,3 \times 10^6$ Lc/cm²/24 h unterschied sich dabei nicht signifikant vom Normwert der TLM. Das scheinbar „normale" Ausmaß der lokalisierten Leukocyten-Mobilisation bei chronischer myeloischer Leukämie trügt indessen, wenn berücksichtigt wird, daß diese Patienten in der unbehandelten Phase fast ausnahmslos Blut-Granulocytenwerte aufweisen, welche diejenigen einer gesunden Kontrollgruppe um das 10—20fache übersteigen (Tab. 9). Die eher bescheidene Leukocyten-Mobilisation in die Kammerexsudate bei CML stellt deshalb eine Überraschung dar, um so mehr als bei dieser Leukämieform nebst dem vasculären Granulocytenkompartiment auch der Knochenmarks- bzw. Gewebe-Pool von reifen und unreifen myeloischen Zellen stark vermehrt ist [262]. Hinweise für eine deutlich verminderte, extravasculäre Emigration von Leukocyten bei CML wurden mit der Deckglasmethode festgestellt (J. W. Rebuck, persönliche Mitteilung, 1968). Wir konnten dies jedoch weder mit derselben Methode noch mit dem LMT bestätigen. Ob die deutlich verlängerte Transitzeit der Granulocyten im Blut und das Rezirkulationsphänomen myeloischer Vorstufen in Milz und Knochenmark bei Patienten mit chronischer myeloischer Leukämie [106,

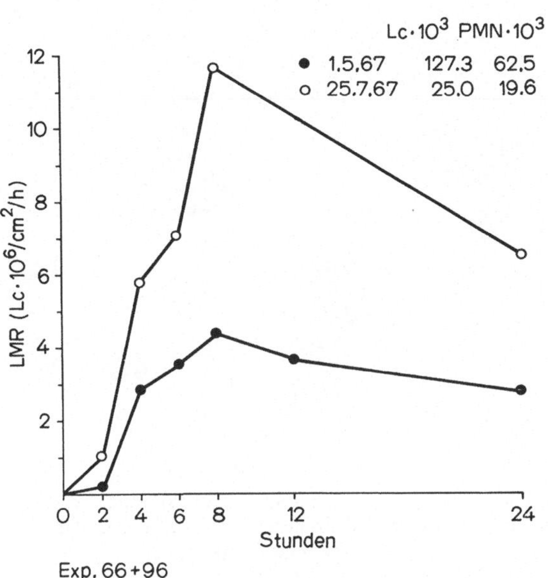

Abb. 35. Leukocyten-Mobilisationsraten (LMR) eines 31jährigen Patienten mit chronischer myeloischer Leukämie (CML) in unbehandeltem Stadium am 1. 5. 67 und in „Remission" am 25. 7. 67

198] mitverantwortlich sind für die relative Insuffizienz der Leukocyten-Mobilisation bei dieser Krankheit, ist unklar.

Im behandelten Stadium der chronischen Myelose nahm die mit dem LMT gemessene lokalisierte Leukocyten-Mobilisation im Mittel insignifikant zu (Abb. 34). Diese Zunahme in „Remission" erreichte allerdings in Einzelfällen ein beachtliches Außmaß. In Abb. 35 sind die Leukocyten-Mobilisationskurven eines 31jährigen Patienten mit CML im unbehandelten Stadium und 11 Wochen später in der Phase der peripheren „Remission" aufgezeichnet. Trotz 5facher Reduktion der peripheren Gesamtleukocytenzahl und 3½facher Verringerung der Zahl der zirkulierenden Granulocyten unter Behandlung mit Dibromomannitol [205] kam es in „Remission" zu einer Verdoppelung der Leukocyten-Mobilisation mit Beibehaltung des kinetischen Verlaufstyps.

Der im Ausmaß wechselnde, jedoch bei allen CML-Patienten festgestellte Anstieg der lokalisierten Leukocyten-Mobilisation in „Remission" erschien um so paradoxer, als alle diese Fälle im Zeitpunkt des zweiten LMT unter dem langfristigen Einfluß von Busulfan oder Dibromomannitol standen. Mit Ausnahme der indirekten Wirkung auf die Zahl der Leukocyten in Blutbahn und Knochenmark, schienen die im Laufe unserer Infektabwehrstudien bei den verschiedenen Patientengruppen angewandten cytostatischen Sub-

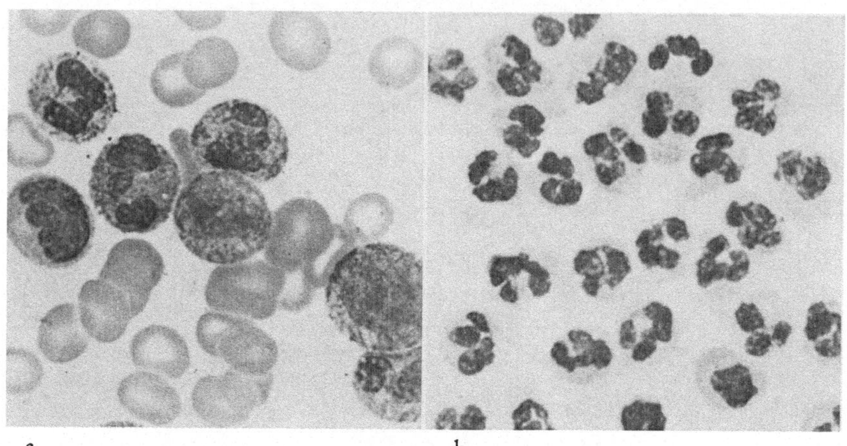

a   b

Abb. 36. Gegenüberstellung der Morphologie von simultan entnommenem Fingercapillarblut (a) und 24-Stunden-Kammerexsudat (b) bei unbehandelter chronischer myeloischer Leukämie

stanzen — mit der möglichen Ausnahme von Prednison — keinen direkten Einfluß auf das Ausmaß der Leukocyten-Mobilisation in die Hautkammern auszuüben.

Die celluläre Zusammensetzung der Kammerexsudate bei chronischer, myeloischer Leukämie unterschied sich in der Frühphase wesentlich vom erwähnten Bild bei akuten Leukämien (Tab. 8). Ausnahmslos kam es bei 2, 4, 6 und meistens auch noch bei 8 Stunden nach Beginn des LMT zur Auswanderung von Myelocyten, wahrscheinlich als Folge der obligaten hämorrhagischen Diathese und der meist hochgradigen Leukocytose im Stadium der unbehandelten CML. Diese Blutungstendenz in die Hautkammern war völlig unabhängig von der in der Regel normalen oder erhöhten Zahl von Thrombocyten (Tabelle 9), und fehlte in „Remission". Der Prozentsatz myelocytärer, unreifer Zellen nahm danach ab, und 24 Stunden nach Beginn des LMT bestanden die Kammerexsudate fast ausschließlich aus reifen neutrophilen Granulocyten (Abb. 36a und b). Bei allen Phasen von chronischen myeloischen Leukämien enthielten die Exsudate — wie auch das periphere

Tabelle 9. *Hämatologische Daten sowie Alters- und Geschlechtsverteilung der Patienten mit chronischen Leukämien und myeloproliferativen Syndromen*

Diagnose	Mittl. Alter (Jahre)	Männer	Frauen	Hb g %	Blutzellen×10³/mm³				Knochenmark (%)			
					Thrombo	Lc	PMN	Lympho	Blasten	Gran	Lympho	Eryb
CML unbehandelt	39	6	4	10,1	154,0	120,4	61,8	9,0	6	87	2	4
CML Remission	37	4	3	11,2	241,5	19,4	16,1	2,3	5	84	3	7
CML Blastenkrise	38	4	2	9,5	38,0	83,7	26,8	2,9	52	44	1	2
CLL	59	11	3	12,2	123,5	69,7	5,8	52,3	1	3	93	2
PCV	43	3	2	16,2	136,0	9,4	7,3	1,8	3	58	10	29
OMF	49	—	3	10,8	112,5	11,7	8,5	2,0	4	72	14	7
APA	48	3	3	7,9	102,0	4,1	1,1	2,8	6	38	49	3
LR	52	3	5	12,1	353,0	37,8	28,1	3,4	7	77	5	11

CML = Chronische myeloische Leukämie, CLL = Chronische lymphatische Leukämie, PCV = Polycythämia vera

OMF = Osteomyelofibrose, APA = Aplastische Anämie, LR = Leukämoide Reaktion

Lc = Gesamtleukocyten, PMN = Polymorphonukleäre Granulocyten, Lympho = Lymphocyten, Gran = Knochenmarks-Myelocyten und Granulocyten, Eryb = Erythroblasten

Blut — eine deutlich erhöhte Zahl von basophilen und eosinophilen Leukocyten [37, 196, 264].

Von besonderem Interesse war die Untersuchung eines Patienten mit *chronischer eosinophiler Leukämie.* Bei einer Gesamtleukocytenzahl von 130 000/mm³, 7800/mm³ Granulocyten und 117 000/mm³ eosinophile Myelocyten und Granulocyten im peripheren Blut, mobilisierte der Patient in 24 Stunden lediglich 26×10^6/cm² in eine mit autologem Serum gefüllte Hautkammer. Während der Frühphase des LMT von 2—8 Stunden überwogen im Kammerexsudat eosinophile Leukocyten bei mäßiger Erythrocytenkontamination, um dann im 24-Stunden-Exsudat 85⁰/₀ neutrophilen Granulocyten Platz zu machen.

Eine eingeschränkte TLM von 37 bzw. 41×10^6 Lc/cm²/24 h wurde auch bei 2 Patienten mit benigner, reaktiver Eosinophilie beobachtet. Ein unterschiedliches Verhalten zwischen neutrophilen und eosinophilen Granulocyten bezüglich Chemotaxis und Motilität wurden durch McCutcheon schon vor Jahren festgestellt, wobei Neutrophile in vitro bis 34 µ/min, Eosinophile nur ca. 5—9 µ zurücklegen sollen [172]. Eine eingehende Darstellung über Morphologie und Kinetik der eosinophilen Leukocyten findet sich bei Archer [11].

b) Terminale Blastenkrise

Die notorisch therapieresistente terminale Blastenkrise, welche das oft jahrelange Remissionsstadium bei chronischen myeloischen Leukämien beendet, war gekennzeichnet durch eine auffallend tiefe lokalisierte Leukocyten-Mobilisation. In 6 untersuchten Fällen von terminaler Blastenkrise lag die TLM mit einem Mittel von $6,9 \times 10^6$ Lc/cm²/24 h im Bereiche der Werte für akute Leukämien (Abb. 34). Die paradoxen Verhältnisse zwischen meist stark erhöhter Zahl von reifen Blut-Granulocyten einerseits und eingeschränkter lokalisierter Leukocyten-Mobilisation andererseits war nirgends derart ausgeprägt wie bei dieser terminalen Krankheitsphase der chronischen Myelose. Wie bei den Fällen von akuten Leukämien, enthielten die zellarmen Kammerexsudate bei Patienten mit terminaler Blastenkrise hauptsächlich neutrophile Granulocyten (Tab. 8). Die Infektanfälligkeit dieser Patienten scheint in ähnlicher Weise gesteigert zu sein wie bei akuten myeloischen Leukämien [217]. So kamen beispielsweise 3 unserer 6 Patienten mit terminaler Blastenkrise und tiefer Leukocyten-Mobilisation ($< 10 \times 10^6$ Lc/cm²/24 h) innert 9 Wochen nach dem initialen LMT an einer gram-negativen Sepsis ad exitum (zwei Fälle mit Pseudomonas aeruginosa, ein Fall mit Aerobacter aerogenes).

c) Chronische lymphatische Leukämie (CLL)

Die erhöhte Infektanfälligkeit bei Kranken mit chronischer lymphatischer Leukämie ist eine klinisch weitgehend bekannte Erfahrungstatsache

[96, 134, 183, 190]. Dies wird von den meisten Autoren mit der bei CLL experimentell beobachteten starken Einschränkung der Antikörperbildung [123, 159], sowie der in späteren Stadien der Krankheit selten fehlenden Hypogammaglobulinämie [134, 183] in Zusammenhang gebracht. Miller wies darauf hin, daß Patienten mit chronischer lymphatischer Leukämie in erster Linie vermehrt anfällig seien für bakterielle Infekte [183]. Die hohe Gefährdung von CLL-Patienten durch virale und mykotische infektiöse Komplikationen ist jedoch in der Literatur ebenfalls dokumentiert, wobei unter den häufigsten viralen Komplikationen Herpes zoster und Vaccinia —

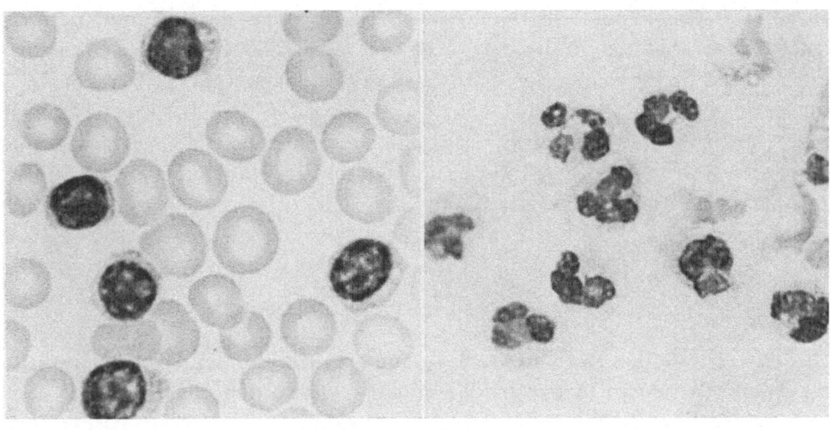

a   b

Abb. 37. Blutausstrich (a) und 24-Stunden-Kammerexsudat (b) bei chronischer lymphatischer Leukämie

besonders nach Impfungen — hervorstechen [96, 190]. Über die granulocytären Abwehrfaktoren bei chronischer lymphatischer Leukämie ist wenig bekannt. Eine wesentliche Granulocytopenie findet sich höchstens bei Einzelfällen im fortgeschrittenen Krankheitsstadium (Tab. 9). Die Phagocytose-Kapazität der granulocytären Exsudatzellen bei CLL erscheint aufgrund eigener Voruntersuchungen sowie den Resultaten anderer Autoren intakt zu sein [248].

Die Untersuchungen mit dem Leukocyten-Mobilisations-Test bei 14 Patienten mit chronischer lymphatischer Leukämie zeigten eine im Vergleich zum Normalwert bei Gesunden signifikant erniedrigte mittlere TLM von $32,1 \pm 6,4 \, \mathrm{Lc} \times 10^6/\mathrm{cm}^2/24 \, \mathrm{h}$ (p < 0,01). Die Hälfte unserer Patienten mit chronischer lymphatischer Leukämie mobilisierte während dieser Versuche weniger Leukocyten in die Hautkammern als dem tiefsten je bei Gesunden beobachteten Wert entsprach. Die TLM-Werte der restlichen Patienten lagen im unteren Normbereich (Abb. 34). Drei der 4 TLM-Werte von $< 20 \times 10^6$ Lc/cm²/24 h stammten von CLL-Patienten im fortgeschrittenen Stadium, der sogenannten „progressiven-aggressiven Phase". Ebenfalls auffallend tiefe Leukocyten-Mobilisations-Werte von 17, bzw. 23×10^6 Lc/cm²/24 h wurden bei 2 CLL-Patienten im Anschluß an eine therapeutische Splenektomie [164] in der zweiten bzw. fünften postoperativen Woche festgestellt.

Die beiden Patienten mit der tiefsten bei CLL gemessenen totalen Leukocyten-Mobilisation von 0,8 bzw. $7,4 \times 10^6$ Lc/cm²/24 h erkrankten 6 bzw. 19 Tage nach dem initialen LMT an Infekten der oberen Luftwege. Sie starben 8 bzw. 28 Tage nach dem Leukocyten-Mobilisations-Test, der erste Fall an einer E. coli-Sepsis und der andere Fall an einer ausgedehnten doppelseitigen Haemophilus-influenzae-Pneumonie. In beiden Fällen war die lediglich numerische Erfassung der Granulocytenzahl im peripheren Blut im Zeitpunkt des Infektgeschehens innerhalb der normalen Streubreite. Zusammen mit Abb. 34 deutet dies darauf hin, daß nebst den bei CLL fraglos dominierenden Störungen der cellulären und humoralen Immunabwehr auch dem Ausmaß der unspezifischen granulocytären Infektabwehr eine entscheidende Rolle zukommt.

d) Myeloproliferative Syndrome

Im Verlaufe unserer Untersuchungen eines größeren Kollektivs ambulanter Tumor-Patienten in den beiden eingangs genannten onkologischen Zentren, wurden auch bei weiteren chronischen hämatologischen Affektionen Störungen der lokalisierten Leukocyten-Mobilisation festgestellt.

Bei 5 Fällen von *Polycythaemia vera (PCV)* wurde eine Reduktion der mittleren totalen Leukocyten-Mobilisation auf $34,5 \times 10^6$ Lc/cm²/24 h beobachtet (Abb. 34). Von den 5 Patienten mit PCV waren 2 frisch diagnostiziert und unbehandelt, 3 dagegen vorbehandelt mit P^{32} und/oder Busulfan. Bei den 3 vorbehandelten Patienten mit weitgehend normalisiertem peripherem Blutbild war die lokalisierte Leukocyten-Mobilisation mäßig bis stark eingeschränkt. Zwei dieser Fälle mit TLM-Werten von 17,1 bzw. $34,5 \times 10^6$ Lc/ cm²/24 h waren in auffallender Weise empfänglich für grampositive pulmonale Infekte, welche jedoch wiederholt erfolgreich behandelt werden konnten.

Die Kammerexsudate waren bei PCV überwiegend granulocytär. Die als differentialdiagnostisches Kriterium zur Klassifikation myeloproliferativer Syndrome häufig verwendete Erhöhung der alkalischen Leukocyten-Phosphatase konnte in den meisten Exsudatzellen unserer Fälle cytochemisch mit der Methode von Kaplow nachgewiesen werden [137]. Derselbe Befund bezüglich der alkalischen Leukocyten-Phosphatase wurde auch in den Exsudatzellen der drei unten beschriebenen Fälle von Osteomyelofibrose beobachtet. Der diagnostische Wert dieser in den Exsudat-Granulocyten eindrücklich erhöhten Aktivität der alkalischen Leukocyten-Phosphatase wird jedoch eingeschränkt, da auch bei Gesunden und selbst bei Patienten mit chronischer myeloischer Leukämie nach entzündlichen Vorgängen und insbesondere nach experimenteller Pyrogen-Stimulation eine Erhöhung der alkalischen Leukocyten-Phosphatase beobachtet wurde [195].

Bei drei Patienten mit frisch diagnostizierter *Osteomyelofibrose* (OMF) war die lokalisierte Leukocyten-Mobilisation weitgehend normal. Dem Medianwert von $57{,}4 \times 10^6$ Lc/cm²/24 h kommt dabei wegen der kleinen Zahl der Fälle wenig Bedeutung zu (Abb. 34). Trotz zeitweise eindrücklicher Ausschwemmung von Erythroblasten und myeloischen Vorstufen ins periphere Blut, enthielten die Kammerexsudate nur ausnahmsweise rote und weiße Vorstufen.

Eine ausgeprägte Einschränkung der lokalisierten Leukocyten-Mobilisation wurde bei 6 Patienten mit *aplastischer Anämie* (APA) mittels des LMT festgestellt (Abb. 34). Die mittlere totale Leukocyten-Mobilisation von $2{,}1 \times 10^6$ Lc/cm²/24 h bei diesem therapieresistenten, heute oft als Präleukose betrachteten Syndrom [75, 262], war weitgehend mit dem entsprechenden TLM-Wert bei akuter myeloischer Leukämie identisch (Abb. 30). Nach hochdosierter Prednisontherapie und/oder Testosteronbehandlung wurden bei Wiederholungen des LMT in einer späteren Krankheitsphase entsprechend der fehlenden Markreserve keine nennenswerten Veränderungen der lokalisierten Leukocyten-Mobilisation festgestellt. Zwei der 6 Patienten transformierten innert 3 bzw. 5 Monaten nach dem initialen LMT in das klinische und cytologische Bild einer leukopenischen akuten myeloischen Leukämie. Zwei weitere Patienten dieser Gruppe mit APA verstarben 28 Tage bzw. 14 Wochen nach der festgestellten fehlenden granulocytären Abwehrreaktion an einer gram-negativen Sepsis.

Auch bei weiteren, durch Dameshek locker dem Formenkreis der „myeloproliferativen Erkrankungen" zugerechneten Leiden, wie beispielsweise der *paroxysmalen nächtlichen Hämoglobinurie* und der *perniziösen Anämie*, wurden in vorläufigen Untersuchungen im floriden Stadium Einschränkungen der lokalisierten Leukocyten-Mobilisation gefunden (unveröffentlichte Befunde). Ein Membrandefekt von Granulocyten und Thrombocyten, welcher möglicherweise mit der gestörten LLM in Beziehung gebracht werden könnte, wurde kürzlich bei der paroxysmalen nächtlichen Hämoglobinurie durch Aster und Enright beschrieben [13].

Im Gegensatz zu diesen myeloproliferativen Syndromen mit teilweise eingeschränkter granulocytärer Abwehrreaktion fanden wir bei 7 Carcinom-Patienten mit „paraneoplastischer" *leukämoider Reaktion* (LR) im Vergleich zur Norm deutlich gesteigerte TLM-Werte (Abb. 34). Der Mittelwert von $111{,}4 \times 10^6$ Lc/cm²/24 h war statistisch knapp von demjenigen der gesunden Kontrollgruppe verschieden ($p < 0{,}05$) und signifikant größer als die mittlere TLM der Patientengruppe mit unbehandelter, chronischer myeloischer

Leukämie (p < 0,01). Dies ist um so interessanter, als die Patienten mit LR durchschnittlich kleinere Werte von peripheren Gesamtleukocyten und Granulocyten aufwiesen als die CML-Patienten (Tab. 8). Die Kammerexsudate der Fälle mit reifzelliger leukämoider Reaktion waren praktisch ausschließlich granulocytär. Die gesteigerte Leukocyten-Mobilisation bei diesen tumorbedingten, reaktiven Leukocytosen bzw. reifzelligen leukämoiden Reaktionen erscheint, vom therapeutischen Standpunkt des Granulocyten-Ersatzes her betrachtet, von Interesse (Kapitel VIII/3).

5. Maligne Lymphome und multiples Myelom

Patienten, welche an lokalisierten malignen Lymphomen (Stadium I und II) leiden, werden im allgemeinen nicht als besonders infektgefährdet beurteilt. In fortgeschrittenen Stadien dieser Krankheitsgruppe kommt es jedoch zu komplexen Störungen der cellulären Immunabwehr und damit zu gehäuftem Auftreten von sekundären Infekten [183, 262], worauf bereits eingangs hingewiesen wurde.

a) Lymphogranuloma Hodgkin (LGH)

Bei Patienten mit generalisierter Hodgkinscher Krankheit (Stadium III bzw. IV) besteht eine ausgesprochene Neigung zu bakteriellen, viralen und mykotischen Infekten [183, 184]. Auf die Vielfalt besonders der mykotischen Komplikationen bei generalisiertem LGH wurde besonders im nordamerikanischen Schrifttum hingewiesen [184, 262]. Als Hauptursache des gesteigerten Infektrisikos bei generalisierter LGH wird heute das Darniederliegen der cellulären Immunabwehrmechanismen bei dieser Krankheit betrachtet [183, 238]. Die Immunglobulinspiegel sind beim LGH im Gegensatz zur chronischen lymphatischen Leukämie auch in fortgeschrittenen Stadien normal oder sogar erhöht [16, 42, 183]. Verminderte Antikörperbildung und eine abgeschwächte oder fehlende Immunreaktion vom verzögerten Typ sowie eine verringerte oder fehlende Lymphocyten-Transferreaktion in vivo charakterisieren die Stadien III und IV der LGH [3]. Die fehlende Hautreaktion nach intracutaner BCG-Impfung wird von Miller sowie von Sokal als eine prognostisch sehr ungünstige Äußerung dieser gestörten cellulären Immunabwehr gewertet [183, 238].

Über die granulocytären Abwehrmechanismen bei Patienten mit LGH ist viel weniger bekannt. Häufig findet sich bei diesem Leiden vor allem im fortgeschrittenen Stadium eine Leukocytose bzw. Granulocytose. Aufgrund numerischer Überlegungen würde man deshalb bei der LGH eine normale oder sogar gesteigerte lokalisierte Leukocyten-Mobilisation erwarten. Vergleichsangaben über das quantitative und kinetische Verhalten der

Granulocyten im Entzündungsvorgang bei dieser Patientengruppe liegen unseres Wissens keine vor.

In einer vorläufigen Mitteilung aus unserem Laboratorium wurde 1968 auf eine möglicherweise gestörte Granulocyten-Mobilisation unter den Bedingungen des Leukocyten-Mobilisations-Tests bei LGH hingewiesen [225]. Aus Tabelle 10 geht hervor, daß die Vermutung einer eingeschränkten Granulocyten-Mobilisation anhand eines erweiterten Krankengutes nicht bestätigt werden konnte. Der Mittelwert der totalen Leukocyten-Mobilisation von $74,3 \times 10^6$ Lc/cm²/24 h bei LGH ist mit dem Normalwert von 63 Gesunden identisch. Die Streubreite der TLM-Werte ist jedoch sehr groß. Fünf der 12 Lymphogranulompatienten wiesen eine TLM von weniger als 30×10^6 Lc/cm²/24 h auf und lagen damit deutlich tiefer als die untersten Normwerte. Bei 8 Patienten mit LGH fiel zudem der auffallend langsame Start der lokalisierten Leukocyten-Mobilisation auf, ein Phänomen, das jedoch auch bei einer großen Gruppe von Gesunden mit dem Mobilisationstyp II („up slope") beschrieben wurde (Kap. V/2). Dieser kinetische Mobilisationstyp war bei der Mehrzahl unserer Lymphogranulompatienten in ausgeprägter Weise vorhanden, indem die Leukocyten-Mobilisationsraten in den Intervallen von 0—8 Stunden bescheiden ausfielen, um dann im 8—24-Stunden-Intervall auf höhere Werte anzusteigen. Es ist nicht ausgeschlossen, daß dieses Verhalten der LLM für die gesteigerte Infektanfälligkeit der LGH-Patienten nebst der fraglos dominierenden Störung der cellulären Immunabwehr eine Rolle spielt. Miles u. Miles haben schon vor Jahren aufgrund tierexperimenteller Versuche darauf hingewiesen, daß dem Intervall zwischen bakterieller Inoculation und Einsetzen einer wirksamen cellulären Abwehrreaktion für das Angehen bzw. die Ausbreitung eines Infekts größte Bedeutung zukommt [182]. Zudem bestehen Anhaltspunkte für ein abnormes Verhalten der mittels des Leukocyten-Mobilisations-Tests gewonnenen Exsudatgranulocyten von LGH-Patienten, indem diese Granulocyten in der gemischten Lymphocytenkultur homologe normale Lymphocyten überraschenderweise nicht oder nur schwach zu stimulieren vermögen [189].

b) Lymphoreticuläres Sarkom (LRS)

Patienten, welche an einem lymphoreticulären Sarkom der Stadien III und IV leiden, scheinen häufiger bakterielle Infekte aufzuweisen als die Gruppe von Patienten mit LGH [262]. Eine mögliche experimentelle Stütze findet dieser klinische Eindruck in unseren Leukocyten-Mobilisationsresultaten, indem die TLM einer Gruppe von 10 Patienten mit LRS („lymphocytic type") im Vergleich mit den Lymphogranulom- und Reticulumzellsarkom-Patienten eine verminderte mittlere TLM von nur $45,5 \times 10^6$ Lc/cm²/24 h aufweist (Tab. 10). Diese Abweichung vom Normwert ist von randständiger Signifikanz ($p < 0,05$). Zwei dieser Patienten mit stark ver-

Tabelle 10. *Totale Leukocyten-Mobilisation (TLM) und hämatologische Befunde bei Patienten mit malignen Lymphomen und multiplem Myelom (Medianwerte)*

Diagnose	Anzahl Patienten	Mittl. Alter (Jahre)	Blutzellen$\times 10^3$/mm^3			TLM (Lc$\times 10^6$/cm^2)	
			Lc	PMN	Lympho	mit Streubreite	
Lymphogranuloma Hodgkin Stad. III—IV	12	41	10,9	8,4	1,9	74,3	(21,9—184,3)
Lymphosarkom Stad. III—IV	10	36	6,6	3,5	3,0	45,5	(4,1—119,3)
Reticulumzellsarkom Stad. III—IV	11	43	5,7	3,3	1,8	56,2	(1,8— 99,3)
Multiples Myelom	14	61	4,2	2,2	1,8	37,2	(14,2—165,9)

Lc　　= Gesamtleukocyten
PMN　= Polymorphonucleäre Granulocyten
Lympho = Lymphocyten

minderter TLM von 0,6 bzw. $4,1 \times 10^6$ Lc/cm²/24 h vor Chemotherapie-
beginn, verstarben unter der Behandlung nach wenigen Wochen an unbeein-
flußbaren gram-negativen Pneumonien. Bei der Gruppe von LRS-Patienten
mit histologisch typischem Reticulumzellsarkom erschien die mittlere TLM
nur geringfügig erniedrigt (Tab. 10). Bei sämtlichen Untergruppen von
Lymphompatienten verunmöglichte die relativ kleine Zahl und die große
Streuung der Leukocyten-Mobilisationswerte eine weitergehende Analyse.

c) Multiples Myelom (MM)

Im Gegensatz zu den Erfahrungen bei Lymphompatienten lag bei 14
Patienten mit unbehandeltem multiplem Myelom gemäß Tab. 10 eine
deutliche Einschränkung der lokalisierten Leukocyten-Mobilisation vor. Die
mittlere TLM von $37,2 \times 10^6$ Lc/cm²/24 h bei multiplem Myelom (p $< 0,01$
im Vergleich zum Normwert) hält sich im Rahmen der beobachteten Leukocyten-Mobilisationswerte bei chronischer lymphatischer Leukämie und Polycythaemia vera (Abb. 34). Dabei ist zu beachten, daß in der Gruppe der mit
dem LMT geprüften Patienten mit multiplem Myelom die Zahl der zirkulierenden Leukocyten und Granulocyten mäßig erniedrigt waren. Aufgrund
laufender Untersuchungen erscheint es nicht ausgeschlossen, daß der durch
die Hyperproteinämie bedingten Viscositätssteigerung im Blute von Myelompatienten eine negative Beeinflussung des Vorgangs der lokalisierten Leukocyten-Mobilisation zukommt.

Eingehende Studien über die in vitro sowie in vivo Phagocytosekapazität
der Exsudatgranulocyten bei malignen Lymphomen und multiplem Myelom
sind im Gang. Die bisher vorliegenden Resultate weisen jedoch darauf hin,
daß die Ingestion von Latexpartikeln durch polymorphonucleäre Exsudatgranulocyten und Makrophagen bei diesen Patientengruppen — auf einer
isocellulären, standardisierten Basis geprüft — weitgehend normal ist. Zell-
enzymuntersuchungen ergaben, daß sowohl bei malignen Lymphomen wie
beim multiplen Myelom der Muramidasegehalt der Blut- und Exsudatleukocyten im Normbereich liegt (unveröffentlichte Beobachtungen, 1971).

6. Varia

Bei einer Gruppe von 10 Patienten mit *infektiöser Mononucleose*, einer
„virusbedingten, selbst limitierenden, benignen Hämoblastose" (Dameshek,
International Symposium on white cell transfusion, Paris 1969), wurde
trotz der prominenten peripheren Lympho-Monocytose lediglich eine leichte
Einschränkung der totalen Leukocyten-Mobilisation im akuten Stadium
gefunden. Der kinetische Mobilisationstyp war hingegen bei allen 10
Mononucleose-Patienten auffallend konstant mit Mobilisationsraten $< 1 \times$

6*

10^6 Lc/cm²/24 h während der ersten 6—8 Stunden und einem späten, steilen Anstieg auf Werte zwischen 3—7 Millionen Granulocyten pro cm² und Stunde. Es bestehen damit auffallende Ähnlichkeiten zwischen dem kinetischen Verhalten der Granulocyten-Mobilisation bei der Lymphogranulomatose und der infektiösen Mononucleose, eine Ähnlichkeit, welche aufgrund der großen cellulären Unterschiede im peripheren Blutbild der beiden Patientengruppen überrascht. Die gestörte granulocytäre Mobilisation bei Präleukosen, aplastischer Anämie, perniziöser Anämie und paroxysmaler nächtlicher Hämoglobinurie wurde im Rahmen des Kapitels über die Leukocyten-Mobilisation bei myeloproliferativen Syndromen erwähnt (Kap. VII/4).

7. Kinetische Unterschiede der Leukocyten-Mobilisation bei Hämoblastosen

Auf die kinetischen Unterschiede der lokalisierten Leukocyten-Mobilisation bei gesunden Probanden wurde bereits in Kapitel VI/2 ausführlich hingewiesen. Die eingehende statistische Analyse der Mobilisationsraten (LMR) aller Normalpersonen der beiden häufigsten Mobilisationstypen I und II („peak" und „up-slope") ergab in sämtlichen Sammelintervallen signifikante Unterschiede zwischen den LMR der beiden Normalgruppen (Abb. 38).

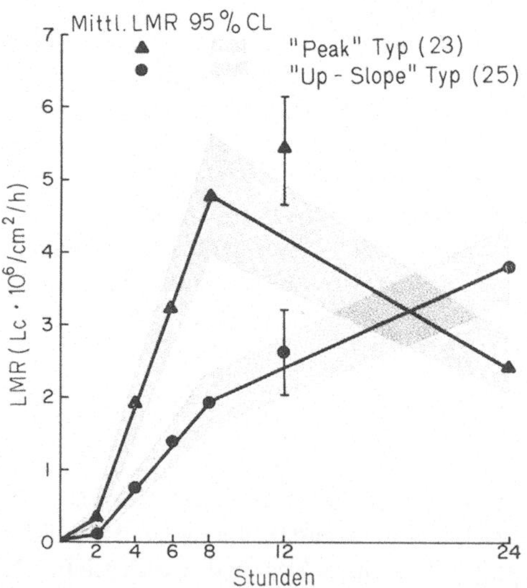

Abb. 38. Arithmetische Mittelwerte und 95%-Vertrauensgrenzen (schraffierte Flächen) der Leukocyten-Mobilisationsraten (LMR) der beiden häufigsten Mobilisationstypen bei Gesunden. (Lc=Leukocyten; CL=Vertrauensgrenzen. Die 12-Stunden-Werte der LMR wurden nur bei einem Teil der Versuchspersonen bestimmt)

Bei den Patienten mit Hämoblastosen traten ebenfalls dieselben typischen Kurvenverläufe der Granulocyten-Mobilisation auf, allerdings bei akuten Leukämien auf einem wesentlich tieferen Mobilisationsniveau. Während in der gesunden Kontrollgruppe die Verteilung zwischen den Mobilisationstypen I und II nahezu gleichmäßig war, überwogen sowohl bei akuter wie auch chronischer myeloischer Leukämie im floriden Stadium und in Remission die Patienten mit Mobilisationstyp I, dem sogenannten „peak"-Typ. Dabei ist allerdings einschränkend zu sagen, daß eine einwandfreie Typenzuordnung nur bei einer gewissen minimalen Leukocyten-Mobilisation möglich war, und sich folglich bei einem Teil der AML- und ALL-Patienten in der floriden Krankheitsphase schwierig gestaltete. Eindeutiger als die Bevorzugung des „peak"-Typs bei den Hautgruppen der myeloischen Leukämie, war das Dominieren des Mobilisationstyps II („up-slope"-Typ) bei akuter lymphatischer Leukämie in der floriden Phase und in Remission, sowie bei Patienten mit chronischer Lymphadenose.

Bei den Patienten mit malignen Lymphomen und multiplem Myelom dominierte durchwegs der Mobilisationstyp II („up-slope"-Typ), so bei 11 von 12 Patienten mit Lymphogranuloma Hodgkin, 15 von 21 Fällen mit lymphoretikulärem Sarkom und 11 von 14 Patienten mit multiplem Myelom. Bei 10 Fällen von infektiöser Mononucleose wurde ausschließlich der Mobilisationstyp II beobachtet.

Wie bei den Normalpersonen ist die Ursache und Bedeutung dieser kinetischen Unterschiede der experimentellen Granulocytenemigration derzeit ungeklärt. Eine in diesem Zusammenhang interessante Beobachtung wurde kürzlich durch Wood u. Marzocchi beschrieben, welche im experimentellen System der Kaninchenohrkammer aufgrund verschiedenartiger Wanderungsgeschwindigkeiten 2 oder mehr verschiedene Arten von Granulocyten postulierten [266]. Es scheint bei Leukämiepatienten ein grober Zusammenhang zwischen der Stammzelle der leukämischen Blasten und dem Mobilisationstyp zu bestehen. Eine gewisse Analogie dazu besteht auch bei Gesunden, indem in der Gruppe der Normalpersonen mit dem Mobilisationstyp I im Blutbild die granulocytären (myeloischen) Zellelemente und bei der Gruppe mit dem Mobilisationstyp II die mononucleären (lymphatischen) Zellen dominieren (Abb. 13). Es ist nicht ausgeschlossen, daß diesen kinetischen Unterschieden der lokalisierten Leukocyten-Mobilisation eine Bedeutung in der individuellen Abwehrlage gegen Infekte oder weitere Störfaktoren der Homöostase zukommt [229].

VIII. Klinische Aspekte der lokalisierten Leukocyten-Mobilisation

1. Der Leukocyten-Mobilisations-Test als Ausdruck der granulocytären Infektabwehr

Im Rahmen unserer Untersuchungen über die lokalisierte Leukocyten-Mobilisation (LLM) bei Gesunden und bei verschiedenen infektgefährdeten Patientengruppen mit Hämoblastosen, stellte sich dauernd die Frage nach der Aussagekraft des angewandten Leukocyten-Funktions-Tests. Aus naheliegenden Gründen mußten diese mit einem quantitativen Hautkammersystem in vivo durchgeführten Experimente unter sterilen Bedingungen durchgeführt werden, wie dies auch bei anderen ähnlichen Untersuchungen der Fall war [197, 207, 240]. Entgegen den genannten Vergleichsstudien erfolgten unsere Versuche jedoch unter relativ physiologischen Bedingungen, indem als Kammermedium autologes Serum zur Verwendung kam. Da die LLM ein weitgehend unspezifisches Phänomen darstellt und durch Serum bereits eine intensive Zellantwort erreicht wird (Kap. VI), ist die Annahme berechtigt, daß der Leukocyten-Mobilisations-Test ein brauchbares Modell zur quantitativen Erfassung der frühen granulocytären Abwehrphase darstellt.

Seit den Anfängen der Entzündungsforschung ist zudem bekannt [126, 169], daß bei der infektiösen Entzündung im akuten Stadium — von wenigen Ausnahmen abgesehen — höchstens quantitative, nicht jedoch qualitative Unterschiede gegenüber einem sterilen Testsystem vorliegen. Bei der Verwendung eines optimalen Kammermediums, welches bereits genügend Leukocyten-Mobilisations-Faktor(en) „unspezifischer" Art enthält, scheint das Einbringen von autologen und pathogenen Keimen ins Testsystem wenig Einfluß auf Art und Ausmaß der LLM zu haben. Dies schließen wir aus den wenigen unbeabsichtigten Kontaminationen im Rahmen der LLM-Versuche Tabelle 3), sowie aus 3 Experimenten mit absichtlich bei 6 bzw. 8 Stunden im Verlaufe des LMT mit autologen nichthämolytischen Staphylokokken oder in einem Fall mit E. coli infizierten Hautkammersystemen. Diese letzteren Versuche an 3 freiwilligen Ärzten zeigten, daß der bakterielle Zusatz zum autologen Kammerserum nur zu einer geringfügigen Steigerung der LLM im Vergleich zur nicht-infizierten Kontrollkammer führte.

Die bereits bei Gesunden beobachteten kinetischen Unterschiede der LLM erscheinen auch vom klinischen Standpunkt gesehen, interessant zu sein. So wurde z. B. bei den gesunden Probanden der rasch mobilisierenden Typen I („peak") und III („high-plateau") retrospektiv eine 2—4mal kleinere Zahl von schweren bakteriellen Infekten ermittelt als bei den anfangs auffallend langsam mobilisierenden Normalpersonen des Typs II („up-slope"). Bezüglich der Anfälligkeit für banale Virusinfekte wurde kein Unterschied festgestellt [229].

2. Prognostische Bedeutung der lokalisierten Leukocyten-Mobilisation bei akuten Leukämien

Es darf heute als weitgehend gesichert betrachtet werden, daß die gesteigerte Infektanfälligkeit von Patienten mit florider akuter Leukämie auf das Darniederliegen der cellulären, und zwar in besonderer Weise der granulocytären Abwehr zurückzuführen ist (Kap. VII/2). Neben der Granulocytopenie und deren Dauer als Infektursache bei akuten Leukämien [34, 234], scheint als weiterer Faktor ein funktioneller Defekt der reifen Granulocyten vorzuliegen, indem diese morphologisch „normalen", potentiellen Abwehrzellen nicht normal aus der Blutbahn in Entzündungsexsudate mobilisiert werden können (Kap. VIII/3). Dagegen werden celluläre Funktionen wie Phagocytosekapazität und Enzymausrüstung der reifen Leukocyten bei akuter Leukämie fast übereinstimmend als nicht wesentlich gestört betrachtet [51, 132, 219, 248]. Ebenfalls wurden bei Patienten mit akuten Leukämien eine normale Antikörperbildung und normale Immunglobulin- und Properdinspiegel gefunden [16, 42, 123, 149, 159].

Der Krankheitsverlauf von Patienten mit akuten Leukämien ist in besonderer Weise durch Infekte aller Art gekennzeichnet [45, 184, 251a]. In der Regel handelt es sich primär um gram-positive bakterielle Infekte, welche dann bei spontaner Progression des Leidens oder der Behandlung mit antileukämischen Substanzen und Breitspektrum-Antibiotica zunehmend durch resistente gram-negative Keime, mykotische und virale Erreger überlagert werden [32, 36, 217]. Fieber über 38° C hat bei dieser Patientengruppe in den meisten Fällen einen Infekt zur Grundlage [43, 204], und sollte nur nach Ausschöpfen aller diagnostischen Möglichkeiten als „leukämisch" betrachtet werden. Bis zur Rückkehr des Kulturbefundes, insbesondere der Blutkulturen, erscheint bei plötzlichem hohem Fieber eine prophylaktische umfassende Abschirmung durch bactericide Breitspektrum-Antibiotica und Mykostatica gerechtfertigt, um so mehr als z. B. die Evolutionsdauer einer unbehandelten Pyocyaneus- oder Colisepsis vom bakteriellen Nachweis bis zum exitus letalis bei diesen Patienten ohne celluläre

Abwehr zwischen 12 Stunden und wenigen Tagen beträgt [129, 217]. Besondere diagnostische und therapeutische Probleme bei Leukämiepatienten bieten subklinisch verlaufende Infekte wie Candidiasis [32, 202], Listeriose [80], Toxoplasmose [262a] und gewisse weitere Zoonosen, neuerdings vor allem Pneumocystis carinii ([267]; Henderson, persönliche Mitteilung, 1969). Auffallend häufiger als im übrigen Krankengut finden sich bei Patienten mit Hämoblastosen auch Tuberkulose [186] und Salmonellosen (Sokal, persönliche Mitteilung, 1969), sowie Herpes Zoster-Varicella Infekte [35, 190] und Cytomegalie.

Eine Vielzahl von Symptomen und Befunden wurden im Laufe der Jahre als prognostische Faktoren zur Beurteilung des klinischen Verlaufs und des möglichen therapeutischen Ansprechens bei Leukämiepatienten herangezogen. Je nach Autor und Selektion bzw. Umfang des Krankenguts wurden beispielsweise eine hohe initiale Leukocytose, die Zahl der Blasten im peripheren Blut, eine ausgeprägte Anämie oder Thrombocytopenie, das Vorkommen von Auerstäbchen in den Myeloblasten, eine monocytoide oder monocytäre Morphologie der Blasten und viele andere Zeichen als prognostisch ungünstige Faktoren bezüglich des Therapieerfolges und der Überlebenszeit angesehen [45, 120, 262]. Promyelocytäre und erythromyelocytäre Formen der akuten myeloischen Leukämie sollen eine schlechtere Prognose aufweisen als die morphologisch typische myeloblastäre Leukämie [75]. Laufende statistische Analysen im umfangreichen Krankengut von kooperativen Leukämiestudiengruppen haben bei über 2000 Patienten mit akuter lymphatischer und myeloischer Leukämie keine Bestätigung für einen nennenswerten prognostischen Wert der genannten Faktoren geliefert. Hingegen war die Überlebenszeit der Leukämiepatienten umgekehrt proportional zum Alter [104].

Baker sowie Bodey u. Mitarb. wiesen auf den prognostischen Wert der Granulocytopenie und insbesondere deren Dauer für die Entwicklung infektiöse Komplikationen bei Leukämiepatienten hin [15, 34]. Silver u. Mitarb. fanden bei Leukämien keinen sicheren Zusammenhang zwischen den absoluten Granulocytenwerten im Blut und der Häufigkeit von Infekten [234], obwohl diese Autoren den reifen Granulocyten eine entscheidende Rolle in der Infektabwehr bei diesen Leiden zumaßen. Boggs konnte mittels der Rebuck-Technik eine grobe Korrelation zwischen dem Ausmaß der Granulocytopenie, der Cellularität, der Deckglasexsudate und der Infektanfälligkeit nachweisen [37]. Unsere eigenen quantitativen Studien, sowie diejenigen von Perillie u. Finch ergaben keine sicheren Zusammenhänge zwischen dem Grad der Leuko- bzw. Granulocytopenie und dem Zellgehalt der Hautkammerexsudate [197, 223] und weisen auf einen funktionellen Mobilisationsdefekt reifer Granulocyten bei akuten und chronischen Leukämien hin, welcher in Remission — im Sinne eines funktionellen paraneoplastischen Syndroms — reversibel ist [226].

In einer retrospektiven Analyse erwies sich der im initialen Krankheitsstadium, d. h. vor dem Einsetzen einer intensiven Chemotherapie durchgeführte LMT von prognostischem Wert für das Infektrisiko von Patienten mit akuten Leukämien während der nachfolgenden Therapiephase [133a]. Tabelle 12 faßt unsere bisherigen Erfahrungen bei 60 Leukämiefällen zusammen. Patienten mit fehlender oder stark eingeschränkter Leukocyten-Mobilisation wiesen während eines 30tägigen Intervalls nach dem LMT eine signifikant höhere Zahl schwerer Infekte und insbesondere viel häufiger frühe Todesfälle an septischen Komplikationen auf. Der Intervall von 30 Tagen wurde gewählt, weil diese Zeitspanne eine ausreichende Beurteilung des Effekts einer modernen antileukämischen Therapie erlaubt. Eine Leukocyten-Mobilisation über $2{,}5 \times 10^6$ Lc/cm²/24 h für AML bzw. über $3{,}0 \times 10^6$ Lc/cm²/24 h für das Gesamtkollektiv der Patienten mit akuten Leukämien bedeutete ein Aufschieben septischer Komplikationen und ermöglichte dadurch eine intensivere therapeutische Exposition, was sich bei den höher mobilisierenden Patientengruppen in der doppelten Zahl von Remissionen ausdrückt (Tabelle 11).

Ein kritischer TLM-Wert, welcher diejenigen Leukämiepatienten mit erhöhtem Infektrisiko zu Beginn der Therapie von der weniger gefährdeten Gruppe abtrennt, ist schwer anzugeben. Für den Einzelpatienten kann jedoch ausgesagt werden, daß eine TLM von mehr als 10×10^6 Lc/cm²/24 h eine weitgehende Gewähr für ein minimales Infektrisiko während der folgenden Induktionstherapiephase bietet. Dies gilt ungeachtet der für die verschiedenen Leukämieformen verschiedenen Mittelwerte der TLM. Es gilt auch für andere Formen von Hämoblastosen wie die chronische Lymphadenose, die Blastenkrise der chronischen myeloischen Leukämie und selbst für fortgeschrittene Fälle von malignen Lymphonen und multiplem Myelom, wie in den betreffenden Kapiteln bereits betont wurde. Eine initiale TLM von weniger als 10×10^6, insbesondere aber weniger als 3×10^6 Lc/cm²/24 h, läßt mit großer Wahrscheinlichkeit ernste komplizierende Infekte in der Therapiephase erwarten, vor allem bei einem trotz fehlender Leukocyten-Mobilisation normalen oder sogar erhöhten Blut-Granulocytenwert. Möglicherweise sind diese „kritischen" Grenzwerte der TLM abhängig von der Art und Intensität der nachfolgenden Chemotherapie. Sie sind sicher abhängig von der Art der nicht-cytostatischen Begleittherapie, der sogenannten „supportive care" (Leukocyten- und Thrombocytenersatz, bakteriologische Überwachung und keimfreie Isolation der Patienten). So wurden beispielsweise 2 der 9 Remissionen bei unserer Gruppe von sehr schlecht mobilisierenden Fällen mit AML und ALL bei Patienten erzielt, welche während der Therapiephase während mehrerer Wochen in einem keimfreien Isolatorsystem (Life Island Mathew Mark 5) künstlich vor exogenen Keimen geschützt waren. Zudem wurde die eigene, bei fehlender cellulärer Abwehr öfters pathogen werdende, Flora durch Intestinalsterilisation und Behandlung von

Tabelle 11. *Prognostische Aussage der totalen Leukocyten-Mobilisation (TLM) bei Patienten mit akuten Leukämien während der Induktionstherapiephase*

Diagnose	Anzahl Patienten [a]	TLM [c] Lc/cm^2/24 h	Pat. mit schweren Infekten	Todesursache Infekt (Sepsis)	Todesursache andere	Remissionen
			(innert 30 Tagen nach dem initialen LMT bei Therapiebeginn)			
AML	24	$> 2,5 \times 10^6$	9	2	2	12
	24	$< 2,5 \times 10^6$	19 [b]	9	1	6
		Signifikanz	p < 0,05	p < 0,01	—	p < 0,05
ALL	6	$> 13,1$	1	0	0	6
	6	$< 13,1$	4	3	0	3
Alle	30	$> 3,0 \times 10^6$	10	2	2	18
AL	30	$< 3,0 \times 10^6$	23 [b]	12	1	9
		Signifikanz	p < 0,025	p < 0,01	—	p < 0,05

[a] 1 Pat. mit AML wegen unvollständiger Dokumentation von der Auswertung ausgeschlossen
[b] 3 Pat. wiesen bereits im Zeitpunkt des initialen LMT generalisierte Infekte auf
[c] TLM = Mittelwert (Median) der 3 Patientengruppen mit AML, ALL und AL

AML = Akute myeloische Leukämie, ALL = Akute lymphatische Leukämie, AL = Akute Leukämien gesamthaft

Haut und Orifizien mit desinfizierenden Substanzen und Oberflächen-Antibiotica auf ein Minimum reduziert [157, 157a, 167a]. Mit 3 weiteren Ausnahmen wurden jedoch alle übrigen Patienten mit akuten Leukämien in nicht steriler Umgebung behandelt.

Während der Dauer der Infektabwehrstudie kamen bei unserem Patientengut gemäß den Protokollen der „Acute Leukemia Group B" für akute Leukämien folgende Cytostatica und Kombinationen zur Anwendung: Daunomycin (Rubidomycin), allein oder in Kombination mit Prednison und Vincristin [1, 23, 46]; Cytosine Arabinosid, allein und in Kombinationen mit Bis-chloräthyl-nitroso-urea (BCNU) [81, 95]; VAMP Quadrupel-Chemotherapie [138]. Alle diese Behandlungsprogramme induzierten eine frühauftretende, im allgemeinen schwere und durchaus vergleichbare Knochenmarksdepression.

Tabelle 12 faßt die Todesursachen von 51 während der Untersuchungsdauer verstorbenen Patienten mit akuten Leukämien zusammen. Wie bereits eingangs erwähnt, dominieren darin die Infekte und in besonderer Weise die gram-negative Sepsis als Haupt-Todesursache. Dies entspricht der Erfahrung anderer Leukämiezentren, welche über einen leistungsfähigen Thrombocytenersatz verfügen, womit Blutungskomplikationen auf ein Minimum reduziert werden können [129]. Sepsisfälle mit multiplen pathogenen Keimen wurden von Bodey bei Leukämiepatienten beschrieben [36] und kamen auch in unserem Krankengut vor.

Das Ausmaß der Mobilisation von Granulocyten aus dem Knochenmark in die Blutbahn („generalisierte Leukocyten-Mobilisation") nach parenteraler Injektion von bakteriellem Endotoxin [73, 165, 184a] oder Etiocholanolone [105, 253] wurde von verschiedenen Untersuchern als Parameter zur möglichen Vorhersage der therapiebedingten Knochenmarkstoxicität bei Leukämiepatienten benutzt. Vergleichende Untersuchungen bezüglich der Aussagekraft der „lokalisierten" und „generalisierten" Leukocyten-Mobilisation liegen derzeit noch nicht vor. In Anbetracht des festgestellten Mobilisationsdefekts reifer Granulocyten bei Patienten mit verschiedenen Hämoblastosen erscheint es nicht ausgeschlossen, daß eine funktionelle Beurteilung der Infektabwehr im Bereiche der Mikrozirkulation, d. h. an der „Abwehrfront", eine realistischere Erfassung der cellulären Abwehr ermöglicht.

3. Spenderauswahl und Beurteilung von Leukocyten-Transfusionen

Die moderne Infektbekämpfung geht im Rahmen der Intensivchemotherapie akuter Leukämien in Richtung der keimfreien Isolation des Patienten mit fehlender cellulärer Infektabwehr und der exogenen Zufuhr von genügenden Mengen funktionstüchtiger Leukocyten, vor allem Granulocyten. Während sich die Isolation in keimfreien Plastikzellen („life islands")

Tabelle 12. *Todesursachen von 51 Patienten mit akuten Leukämien, welche während der Untersuchungsperiode verstorben sind* [a]

1. Infekte		37
Gram-negative Sepsis [b]	31	
— B. pyocyaneus (16)		
— E. coli (11)		
— Aerobacter aerogenes (1)		
— Gram-negativ, unklassifiziert (3)		
Gram-positive Sepsis	3	
— Enterokokken (1)		
— Pneumokokken (1)		
— Clostridium Welchii (1)		
Doppelseitige Viruspneumonie	2	
Pilzsepsis (Candia albicans)	1	
2. Blutungen		4
Cerebral	3	
Pericardial (Trauma)	1	
3. Kardiovasculär		5
Myokardinfarkt	3	
Herzversagen, toxisch?	1	
Lungenembolie	1	
4. Andere Ursachen		5
Toxische renale Insuffizienz (medikamentös)	3	
Todesursache unbekannt (zuhause)	2	
Total	51	51

[a] 10 Patienten lebten noch im Zeitpunkt der Abfassung des Manuskripts.

[b] Bei 3 Patienten wurden 2—3 pathogene Organismen aus Blut und Organen isoliert.

oder sterilen Räumen in einigen Krebszentren bereits an einem limitierten Krankengut bewährt hat [34a, 167a], steht der therapeutische Wert von Leukocytentransfusionen insbesondere bei Patienten mit akuten Hämoblastosen und darniederliegender cellulärer Abwehr noch zur Diskussion ([296a] und International Symposium on White Cell Transfusion, Paris 1969). Günstige Resultate wurden vereinzelt bei gram-positiver Sepsis und Patienten mit nicht-leukämischer Grundkrankheit veröffentlicht [220a, 233]. Die Zahl der zuzuführenden Leukocyten bzw. Granulocyten muß dabei ungefähr dem gesamten zirkulierenden Granulocytenpool des Patienten entsprechen, und beträgt somit für Erwachsene um ein bis mehrmal 10^{11} Zellen [262]. Diese Menge entspricht ungefähr der theoretischen Granulocytenzahl von 50 Einheiten Frischblut gesunder Spender, wobei die notorischen Zellverluste bei der Gewinnung von Leukocytenkonzentraten nicht einkalkuliert sind. Zudem ist diese enorme Zellzufuhr entsprechend dem täglichen Granulocytenumsatz in kurzfristigen Abständen von 24—36 Stunden zu erneuern.

Da derartige Zellmengen von Gesunden schwer zu erhalten sind, wurden bisher meistens Patienten mit unbehandelter oder rezidivierender chronischer myeloischer Leukämie (CML) mit hoher Leukocytose und hohem Gehalt reifer myeloischer Zellen im peripheren Blut als Leukocytenspender ver-

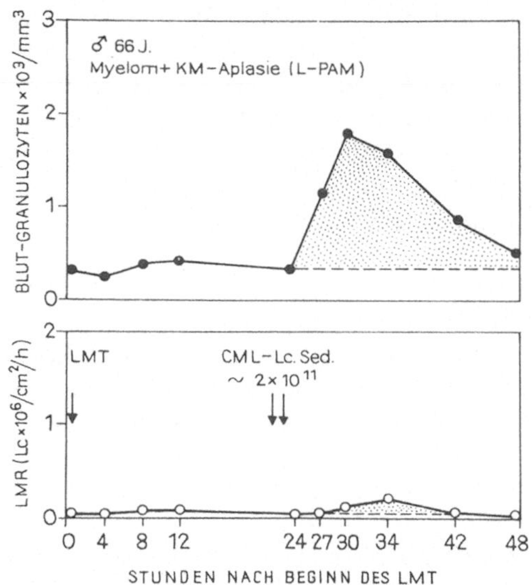

Abb. 39. Veränderungen der Blutgranulocyten (oben) und der lokalisierten Leukocyten-Mobilisation (unten) während der Transfusion von 2×10^{11} CML-Leukocyten bei einem Myelompatienten mit therapeutisch induzierter schwerer Knochenmarksdepression

wendet. Im Blick auf die festgestellte relative Mobilisationsinsuffizienz der reifen Granulocyten bei CML im unbehandelten Stadium (Kap. VII/4a) und die schon längere Zeit bekannte Beeinträchtigung der Phagocytosekapazität von CML-Granulocyten, erscheint diese Spenderauswahl mehr als fragwürdig. In Abb. 39 wurde die lokalisierte Leukocyten-Mobilisation vor, während und nach der Transfusion von 2×10^{11} Leukocyten eines CML-Spenders bei einem Myelompatienten mit therapieinduzierter Agranulocytose gemessen. Trotz faßbarem Anstieg der Blutleukocyten auf über 1800 pro mm³ 2—3 Stunden nach der Leukocytentransfusion, blieb die mit dem Hautkammersystem gewonnene Exsudatzellmenge durchwegs ungenügend. Diese Diskrepanz kam nach den Erfahrungen mit dem LMT bei Patienten mit chronischer Myelose (Abb. 34 u. 35) nicht unerwartet, und dürfte nebst weiteren funktionellen Defekten der CML-Granulocyten eine Erklärung für die bescheidene Wirksamkeit dieser Leukocytenkonzentrate in der Bekämpfung oder Verhütung septischer Komplikationen bei Patienten mit fehlender cellulärer Abwehr liefern. Ein großer Teil der intravenös zugeführten Leukocyten wird zudem bereits in den Lungen aus der Zirkulation entfernt [25]. Bessere Erfahrungen als mit der Verwendung von CML-Leukocyten wurden neuerdings mit Transfusionen von Leukocytenkonzentraten gesunder Spender gemacht. Der Granulocytengehalt des peripheren Blutes kann dabei durch entsprechende Konditionierung des Spenders (z. B. vorherige Verabreichung von Dexamethason, Etiocholanolone usw.) deutlich erhöht werden. Die Verwendung gesunder Spender bedingt jedoch aus technischen Gründen noch mehr als bei der Wahl von CML-Spendern das Vorhandensein eines automatischen Zellseparators mit kontinuierlicher Zelltrennung während des Blutdurchflusses, ein Gerät, das heute erst einigen wenigen Leukämiebehandlungszentren zur klinischen Prüfung zur Verfügung steht [34a, 56].

Aus diesem Grunde scheint es naheliegend, Patienten mit nicht-leukämischer, nicht-infektbedingter peripherer Granulocytose (z. B. „paraneoplastische" leukämoide Reaktionen bei Carcinompatienten) als Leukocytenspender zu verwenden, um so mehr als diese Patienten in der Regel im Gegensatz zu den CML-Fällen eine überdurchschnittlich gute lokalisierte Leukocyten-Mobilisation aufweisen (Abb. 34). Eigene Voruntersuchungen in dieser Hinsicht scheinen ermutigend zu sein. Der Leukocyten-Mobilisations-Test kann dabei einerseits zur Auswahl idealer Spender mit hoher TLM, und andererseits als Methode zur Beurteilung der Wirksamkeit der Leukocyten-Transfusion im Bereich des perivasculären Raumes dienen. Zur sicheren Bestimmung der Herkunft der mobilisierenden Exsudatzellen kann die Hautkammertechnik mit Markierung der transfundierten Leukocyten mittels DFP³² [44] oder Cr⁵¹ [175] bzw. chromosomalen Markern kombiniert werden.

Zusammenfassend läßt sich zur klinischen Verwendbarkeit sagen, daß dieser einfach durchzuführende Test die Möglichkeit zur funktionellen Beurteilung der cellulären, insbesondere der granulocytären Abwehr beim Menschen bietet. Die Methode kann dabei mit weiteren Funktionsprüfungen, wie beispielsweise der Phagocytose, kombiniert werden. Der LMT ermöglicht durch frühzeitige Erfassung des Infektrisikos vor Beginn der Therapiephase den Einsatz prophylaktischer Maßnahmen bei Patienten, welche in besonderer Weise infektgefährdet erscheinen. Dies wiederum ist bei Leukämien und generalisierten Lymphomen die Voraussetzung zum Einsatz einer intensiven Induktionstherapie, welche nicht in erster Linie palliativ sondern kurativ konzipiert ist. Dieses Ziel erscheint heute mindestens für die akute lymphatische Leukämie im Kindesalter im Bereiche des Möglichen [133, 222].

Literatur

1. Acute Leukemia Cooperative Group B, operations office, Buffalo N.Y. **Protokoll 6801,** unpublished data, 1970.
2. Adami, J. G.: Inflammation. 3rd Ed. London-New York: Macmillan 1907.
3. Aisenberg, A. C.: Hodgkin's disease-prognosis, treatment and etiologic and immunologic considerations. New. Engl. J. Med. **270,** 508, 617 (1964).
4. Alexander, J. W., Windhorst D. B., Good R. A.: Improved tests for the evaluation of neutrophil function in human disease. J. lab. clin. Med. **72,** 136 (1968).
5. Allbritton, E. C.: Standard values in blood. A. F. Technical Report No. 6039. Dayton 1951.
6. Allgöwer, M.: The cellular basis of wound repair. Springfield (Ill.): Charles C Thomas 1956.
7. — Bloch H.: The effect of tubercle bacilli on the migration of phagocytes in vitro. Amer. Rev. Tuberc. **59,** 592 (1949).
8. Allison, F., Jr., Smith M. R., Wood W. B.: Studies on the pathogenesis of acute inflammation. I. The inflammatory reaction to thermal injury as observed in the rabbit ear-chamber. J. exp. Med. **102,** 655 (1955).
9. Ambs, Erhard: Die Lympocytenkultur und ihre Beziehung zu klinischen Problemen. Klin. Wschr. **15,** 789 (1969).
10. Antonioli, J. A., Vanotti, A.: Variation and regulation of the neutrophilic granulocyte metabolism during acute inflammation. In: Lindner, J., Wilhelmi, E.: Die infektiöse Entzündung. Bern: Hans Huber 1968, S. 189—197.
11. Archer, R. K.: The eosinophil leukocytes. Ser. haemat. I/4, 3 (1968).
12. Aschoff, L., Kiyono K.: Zur Frage der großen Mononucleären. Folia Haematol. **15,** 383 (1913).
13. Aster, R. H., Enright S. E.: A platelet and granulocyte membrane defect in paroxysmal nocturnal hemoglobinuria: usefulness for the detection of platelet antibodies. J. of Clin. Inv. **7,** 1199 (1969).
14. Austen, K. F.: Anaphylaxix: Systemic, local cutaneous and in vitro. In: The Inflammatory Process. Ed.: B. Zweifach, L. Grant, and R. R. McCluskey. New York: Academic Press 1965, p. 587.
15. Baker, R. D.: Leukopenia and therapy in leukemia as factors predisposing to to fatal mycosis. Amer. J. clin. Path. **37,** 358 (1962).
16. Baltch, A. L., et al: Comparison of properdin titers in sera of normal subjects and patients with leukemia and lymphoma by Zymosan and bacteriophage assays. J. lab. clin. Med. **57,** 420 (1961).
17. Beck, W. S.: Biochemical properties of normal and leukemic leukocytes. In: Zarafonetics, C.J.D. (ed.): International Symposium on Leukemia-Lymphoma. Philadelphia: Lea & Febiger 1968.
18. — Leukocyte Metabolism. Ser. Haemat. **1,** 4, 69 (1968).
19. — Valentine, W. N.: Biochemical studies on leukocytes. II. Phosphatase activity in chronic lymphatic leucemia, acute leucemia and miscellaneous hematologic conditions. J. lab. clin. Med. **38,** 245 (1951).

20. Becker, E. L., Ward P. A.: Enzymatic mechanism concerned in the complement induced chemotaxis of rabbit polymorphonuclear leukocytes. In: Miescher and Grabar: Immunopathology, V. Int. Symposium. Basel: Schwabe
1968, p. 189.

21. Belfrage, S., Lundh, B.: The acute phase reaction following intravenous
administration of Pyrifer ® in Hubmans. In: Lindner, J., Wilhelmi, E.: Die
infektiöse Entzündung/Infective Inflammation. Bern-Stuttgart: Hans Huber
1968, S. 312—316.

22. Bennet, J. M., Dutcher, T. F.: The cytochemistry of acute leukemia: Observations on glycogen and neutral fat in Bone marrow aspirates, Blood 33, 341
(1969).

23. Bernard, J., Boiron, M., Holland, J. F., Jaquillat, C., Weil, M.: Rubidomycin
(daunomycin) in the treatment of acute granulocytic leukemia. Proc. Amer.
Ass. Cancer Res. 9, 5 (1968).

24. Bessis, M.: Cytology of the Blood and Blood-Forming Organs. Grune &
Stratton: New York 1956.

25. Bierman, H. R.: The hematologic role of the lung in man. Am. J. Surg. 89,
130 (1955).

26. — Marshall, G. I., Vick, E.: A leukopoietic factor in human plasma. Proc.
8th Int. Congr. Hematol. (Tokio) 3, 1922 (1962).

27. Billingham, M. E. J., Robinson, B. V., Robson, J. M.: Anti-inflammatory
properties of human inflammatory exudate. Brit. med. J. 1969 II, 93.

28. — — — Partial purification of the anti-inflammatory factor(s) in inflammatory factor(s) in inflammatory exudate. Brit. J. Pharm. 35, 543 (1969).

29. Bishop, C. R., Athens, J. W., Boggs, D. R., Warner, H. R., Cartwright, G. E.,
Wintrobe, M. M.: Leukokinetic studies. XIII. A non-steady-state kinetic
evaluation of the mechanism of cortisone-induced granulocytosis. J. Clin. Inv.
47, 249 (1968).

30. Blickhardt, K.: Über morphologische Befunde bei Entzündungsvorgängen in
Fällen von Leukämie. Folia haemat. (Leipzig) 32, 83 (1926).

31. Bloom, W.: Origin and nature of the Monocyte. Folia haemat. 37, 1 (1928).

32. Bodey, G. P.: Fungal infections complicating acute leukemia. J. chron. Dis.
19, 667 (1966).

33. — Nies, B. A., Mohberg, N. R., Freireich, E. J.: Use of gammaglobulin in
infection in acute leukemia patients. J. Amer. med. Ass. 190, 1099 (1964).

34. — Buckley, M., Sathe, Y. S., Freireich, E. J.: Quantitative relationship between circulating leukocytes and infection in patients with acute leukemia.
Ann. Int. Med. 64, 328 (1966).

34a. — Freireich, E. J., Frei, E. III.: Studies of patients in a laminar air flow
unit. Cancer 24, 972 (1969).

35. McKelvey, E., Karon, M.: Chickenpox in leukemic patients-factors in pro-
gnosis. Pediatrics 34, 563 (1964).

36. — Nies, B. A., Freireich, E. J.: Multiple organism septicemia in acute
leukemia. Arch. Int. Med. 116, 266 (1965).

37. Boggs, D. R.: The cellular composition of the inflammatory exudates in
human leukemias. Blood 15, 466 (1960).

38. — Athens, J. W., Cartwright, G. E., Wintrobe, M. M.: The effect of adrenal
glucocorticosteroids upon the cellular composition of inflammatory exudates.
Amer. J. Path. 44, 763 (1964).

39. — — — — „Masked" granulocytosis. Proc. Soc. exp. Biol. (N.Y.) 118, 753
(1965).

40. Boggs, D. R., Athens, J. W., Haab, O. P., Raab, S. O., Cartwright, G. E., Wintrobe, M. M.: Induced inflammatory exudates in normal man. Amer. J. Path. **44**, 61 (1964).
41. — Cartwright, G. E., Wintrobe, M. M.: Neutrophilia-inducing activity in plasma of dogs recovering from drug-induced myelotoxicity. Amer. J. Physiol. **211**, 51 (1966).
42. Fahey, J. L.: Serum protein changes in malignant disease. J. Nat. Cancer Inst. **25**, 1381 (1960).
43. — Frei, E.: Clinical studies of fever and infection in cancer. Cancer **13**, 1240 (1960).
44. — Haab, O. P., Raab, S. O., Athens, J. W.: The failure of transfused isologous granulocytes to move normally from the blood into autologous exudates. J. clin. Invest. **42**, 918 (1963).
45. — Wintrobe, M. M., Carthwright, G. E.: The acute leukemias. Analysis of 322 cases and review of the literature. Medicine **41**, 163 (1962).
46. Boiron, M., Jacquillat, C., Weil, M., Tanzer, J., Levy, D., Sultan, C.: Daunorubicin in the treatment of acute myelocytic leukaemia. Lancet **7590**, 330 (1969).
47. Boll, I., Mersch, G.: Morphologische Untersuchungen zur Proliferationskinetik der normalen und pathologischen Granulocytopoese in vitro. Blut **5**, 257 (1969).
48. Borel, J. F., Keller, H. U., Sorkin, E.: Studies on chemotaxis. XI. Effect on neutrophils of lysosomal and other subcellular fractions from leukocytes. Int. Arch. Allergy **35**, 194 (1969).
49. Boyden, S.: The chemotactic effect of antibody and antigen on polymorphonuclear leukocytes. J. Exp. Med. **115**, 453 (1962).
50. Brandt, L., Nordén, A.: Phagocytic activity of neutrophilic leucocytes in different clinical conditions and the influence of drugs. In: Lindner, J., Wilhelmi, E.: Die infektiöse Entzündung, Bern: Hans Huber 1968, S. 199—208.
51. Braude, A. I., Feltes, J., Brooks, M.: Differences between the activities of mature granulocytes in leukemic and normal blood. J. clin. inv. **33**, 1036 (1960).
52. Brayton, R. G., Stokes, P., Louria, D. B.: Polymorphonuclear Leukocyte Mobilization in Man. Clin. Res. **12**, 221 (1964).
53. Briggs, R. S., Perillie, P. E., Finch, S. C.: Lysozyme in Bone Marrow and peripheral Blood Cells. J. Histochem. Cytochem. **14**, 167 (1966).
54. Browne, E. A., Marcus, A. J.: Chronic idiopathic neutropenia. New Engl. J. Med. **262**, 795 (1960).
55. Bryant, R. E., DesPrez, R. M., Van Way, M. H., Rogers, D. E.: Studies on human leukocyte motility. J. exp. Med. **124**, 483 (1966).
56. Buckner, Dean, Graw, R. G., Eisel, R. J., Henderson, E. S., Perry, Seymour: Leukopheresis by Continuous Flow Centrifugation (CFC) in Patients with Chronic Myelocytic Leukemia (CML). Blood **33**, 353 (1969).
57. Burroughs Wellcome & Co., Inc. Tuckahoe, N.Y., USA: Etiocholanolone, Information for Investigators. 5-beta-Androstan-3-alfa-ol-17-one (NSC 50908 E), 1969.
58. Cappell, D. F.: Intravitam and supravital staining. IV. The cellular reactions following mild irritation of the peritoneum in normal and vitally stained animals, with special reference to the origin and nature of the mononuclear cells. J. Path. Bact. **33**, 429 (1930).
59. Carper, H. A., Hoffman, P. L.: The intravascular survival of transfused canine Pelger-Huët neutrophils and eosinophils. Blood **27**, 739 (1966).

60. Carthwright, G. E., Athens, J. W., Wintrobe, M. M.: The kinetics of granulo-
    poiesis in normal man. Blood **24**, 780 (1964).
61. Casey, A. E.: The diurnal levels of blood leukocytes in the normal rabbit.
    Proc. Soc. exp. Biol. med.. **45**, 863 (1940).
61a. Choné, B., Manidakis, G.: Echinacin-Test zur Leukocytenprovokation bei
    effektiver Strahlentherapie. Dtsch. med. Wschr. **95**, 1406 (1969).
62. Cichocki, T., Blicharski, J., Aleksandrowicz, J., Wazewska-Czyzewska, M.:
    Studies on the segmentation of nuclei in cells of the inflammatory skin exudate
    in healthy persons and in patients with different types of leukemia. Acta med.
    Pol. **8**, 279 (1967).
63. Clark, E. R., Clark, E. L., Rex, R. O.: Observations on polymorphonuclear
    leukocytes in the living animal. Amer. J. Anat. **59**, 123 (1936).
64. Clarke, J. A., Salsbury, A. J., Rowland, G. F.: Surface ultrastructure of
    human leucocytes, mouse macrophages and rat liver cells, and of isolated
    nuclei and nucleoli. Brit. J. Haemat. **14**, 533 (1968).
65. Cliff, W. J.: The acute inflammatory reaction in the rabbit earchamber with
    particular reference to the phenomenon of leukocyte emigration. J. exp. Med.
    124, 543 (1966).
66. Cline, M. J., Melmon, K. L., Davis, W. C., William, H. E.: Mechanism of
    endotoxin interaction with human leucocytes. Brit. J. Haemat. **15**, 539 (1968).
67. Cochrane, C. G., Weigle, W. O., Dixon, F. J.: The role of the polymorpho-
    nuclear leukocytes in the initiation and cessation of the Arthus vasculitis.
    J. exp. Med. **110**, 481 (1959).
68. Cohn, Z. A., Hirsch, J. G.: The isolation and properties of the specific cyto-
    plasmic granules of rabbit polymorphonuclear leucocytes. J. exp. Med. **112**,
    983 (1960).
69. Cohnheim, J.: Über Entzündung und Eiterung. Virchows Arch. path. Anat.
    40, 1 (1867).
70. Cooper, R. A., Perry, S., Breitman, T. R.: Pyrimidine metabolism in human
    leukocytes. II. Metabolism of the thymine nucleotide pools in normal and
    leukemic leukocytes. Cancer Res. **26**, 2276 (1966).
71. Cornely, H. P.: Reversal of chemotaxis in vitro and chemotactic activity of
    leukocyte fractions. Proc. Soc. exp. Biol. Med. **122**, 831 (1966).
72. Corvin, W. C.: The peritoneal cytologic response. Amer. J. Med. Sci. **193**,
    251 (1937).
73. Craddock, C. G., Jr., Perry, S., Ventzke, L. E., Lawrence, J. S.: Evaluation
    of marrow granulocytic reserves in normal and disease states. Blood **15**, 840
    (1960).
74. Cronkite, E. P.: Kinetics of proliferation of normal and leukemic leuko-
    cytes. In: Defendi, V.: Methodological approaches to the study of leukemias,
    Wistar Institute Press, Philadelphia, 1965, S. 51.
75. Dameshek, W., Gunz, F.: Leukemia. 2. Aufl., Grune & Stratton, New York, 1964.
76. Dannenberg, A. M., Burston, M. S., Walter, P. C., Kinsley, J. W.: A histo-
    chemical study of phagocytic and enzymatic functions of rabbit mononuclear
    and polymorphonuclear exudate cells and alveolar macrophages. J. cell. biol.
    17, 465 (1963).
77. De Duve, C., Wattiaux, R.: Functions of lysosomes. Ann. Rev. Physiol. **28**,
    435 (1966).
78. Delaunay, A., Bazin, S.: Modification in activity of different proteolytic
    enzymes in inflamed tissues of normal and oxyphen-butazone-treated rats.
    In: J. Lindner, und E. Wilhelmi: Die irfektiöse Entzündung. Bern: Hans
    Huber, 1968, S. 151.

79. Delmonte, L., Liebelt, R. A.: Granulocytosis-promoting extract of mouse-tumor tissue: partial purification. Science **148**, 521 (1965).
80. Delta, B. G., Pinkel, D.: Listeriosis complicating acute leukemia. J. Pediat. **60**, 191 (1962).
81. De Vita, V. T., Carbone, P. P., Owens, A. H., Jr., Gold, G. L., Krant, M. J., Edmonson, J.: Clinical trials with BCNU. Cancer Res. **25**, 1876 (1965).
82. Dias de Silva, W., Eisele, J. W., Leprow, I. H.: Complement as a mediator of inflammation. II. Biological properties of anaphylotoxin prepared with purified components of human complement. J. exp. Med. **125**, 921 (1967).
83. Dionisi, A.: On the Intraalveolar Elements in Leukemia Complicated by Pneumonia. Folia haemat. (Leipzig) **7**, 368 (1909).
84. Dittrich, H.: Physiology of Neutrophils. In: H, Braunsteiner, and D. Zucker-Franklin: The physiology and pathology of leukocytes. Grune & Stratton: New York and London. 1962.
85. Donohue, D. M., Reiff, R. H., Hanson, M. L., Betson, Y., Finch, C. A.: Quantitative measurement of the erythrocytic and granulocytic cells of the marrow and blood. J. clin. Invest. **37**, 1571 (1958).
86. Dougherty, T. F.: Studies on the cytogenesis of microglia and their relation to cells of the reticuloendothelial system. Amer. J. Anat. **74**, 61 (1944).
87. — Schneebeli, G. L.: Role of cortisone in regulation of inflammation. Proc. Soc. exp. biol. Med. **75**, 854 (1950).
88. Downey, H.: Reactions of blood and tissue cells to acid colloidal dyes under experimental conditions. Anat. Record. **12**, 429 (1917).
89. — Further studies on the reactions of blood and tissue cells to acid colloidal dyes. Anat. Record. **15**, 103 (1918—19).
90. Dutrochet: Recherches anatomiques et physiologiques sur la structure interne des animaux, etc. Zit.: J. G. Adami: Inflammation. e. Auflage, London & New York: McMillan 1907.
91. Editorial: The complement system and body defense Lancet **2**, 377 (1966).
92. Erhart, H., Hörmann, W., Armbröster, E.: Untersuchungen über den Leukocytenstoffwechsel. Klin. Wschr. **15**, 830 (1969).
93. — — — Untersuchungen über den Leukocytenstoffwechsel. IV. Vergleichende quantitative Bestimmungen von NAD und ATP isolierten Leukocyten und Erythrocyten chronischer und akuter menschlicher Leukämien. Klin. Wschr. **47**, 830 (1969).
94. Ehrich, W. E.: Die Entzündung. In: Handbuch der Allgemeinen Pathologie, VII/1. Springer-Verlag Berlin-Göttingen-Heidelberg, 1956. S. 1—324.
95. Ellison, R. R., and ALGB: Arabinosyl Cytosine, a useful agent for treatment of acute leukemia in adults. Acute Leukemia Cooperative Group B. Blood **32**, 507 (1969).
96. Fekety, F. R., Malawista, S. E., Young, D. L.: Vaccinia gangränosa in chronic lymphatic leukemia. Arch. int. Med. **109**, 205 (1962).
97. Fernex, M., Fernex, S.: Propriété éosinotactique de l'histamine chez l'home. Leucocytes éosinophiles étudiés dans la sang et l'exudat cellulaire de 106 patients. Technique des fenêtres dermiques (skin windows). Schweiz. med. Wschr. **96**, 46 (1966).
98. Fink, M. E., Finch, S. C.: Serum Muramidase and Granulocyte Turnover. Proc. Soc. exp. Biol. Med. **127**, 365 (1968).
99. Fliedner, T. M., Cronkite, E. P., Robertson, J. S.: Granulocytopoiesis I. Senescence and Random Loss of Neutrophilic Granulocytes in Human Beings. Blood **24**, 402 (1964).

100. Frimmer, M., Hegner, D.: Isolierung eines basischen Polypeptids mit leuko-
     taktischer und permeabilitätsfördernder Wirkung. Arch. exp. Path. Pharmakol.
     245, 355 (1963).
101. Gabritschevsky, G.: Sur les propriétés chimiotactiques des leucocytes. Ann.
     Inst. Pasteur **4**, 346 (1890).
102. Gahrton, G.: Quantitative and cytochemical studies on normal and leukemic
     leukocytes. Tryckeri Balder, AB, Stockholm, 1966.
103. Gdynia, R.: Der Einfluß von Oxyphenbutazon und anderen Antiplogistica auf
     experimentelle exsudative Entzündungen. In: J. Lindner und E. Wilhelmi:
     Die infektiöse Entzündung/Infective Inflammation. Bern u. Stuttgart: Hans
     Huber. 1968, S. 413.
104. Glidewell, O., Holland, J. F.: Acute Leukemia Group B, Operation's Office.
     Personal communication 1970.
105. Godwin, H. A., Zimmermann, T. S., Kimball, H. R., Wolff, S., Perry, S.:
     Correlation of Granulocyte Mobilization with Etiocholanolone and the Sub-
     sequent Development of Myelosuppression in Patients with Acute Leukemia
     Receiving Therapy. Blood **31**, 580 (1968).
106. — — Perry, S.: Peripheral Leukocyte Kinetic Studies of Acute Leukemia in
     Relapse and Remission and Chronic Myelocytic Leukemia in Blastic Crisis.
     Blood **31**, 686 (1968).
107. Golob, E. K., Israsena, T., Quatrale, A. C., Becker, K. L.: Effect of serum
     from cancer Patients on homologous lymphocyte cultures. Cancer **23**, 306
     (1969).
108. Golub, E. S., Spitznagel, J. K.: The role of lysosomes in hypersensitivity
     reactions: tissue damage by polymorphonuclear leukocyte lysosomes. J.
     Immunol. **2**, 1060 (1966).
109. Goodman, M. D.: The artifical blister in the study of eosinophils with
     particular reference to Dermatitis Hepatiformis. J. Invest. Dermatology **4/5**,
     349 (1941/42).
110. Gottfried, E. I.: Lipids of human leukocytes: relation to cell type. J. Lipid.
     Res. **8**, 321 (1967).
111. Gowland, E.: Studies on the Emigration of Polymorphonuclear Leucocytes
     from Skin Lesions in Man. J. Path. Bact. **87**, 347 (1964).
112. Graham, R. C., Ebert, R. H., Ratnoff, O. D., Moses, J. M.: Pathogenesis of
     Inflammation. II. In Vico Observations of the Inflammatory Effects of Hage-
     man Factor and Bradykinin. J. exp. Med. **121**, 807 (1965).
113. Gruhn, I. G., Sanson, J.: Mycotic infections in leukemic patients at autopsy.
     Cancer **16**, 61 (1963).
114. Haeckel, E. H.: Die Radiolarien. Reimer. Berlin, Germany, 1862.
115. Ham, K. N., Hurley, J. V.: Acute inflammation: An electrone-microscope
     study of turpentine induced pleurisy in the rat. J. Path. Bact. **90**, 365 (1965).
115a. Han, T., Stutzmann, L., Cohen, H.: Effect of platelet transfusion on hemor-
     rhage in patients with acute leukemia. An autopsy study. Cancer **19**, 1937
     (1966).
116. Harris, H.: Chemotaxis of granulocytes. J. Path. Bact. **66**, 135 (1953).
117. — The role of chemotaxis in inflammation Physiol. Rev. **34**, 529 (1954).
118. — Mobilisation of defensive cells in inflammatory tissues. Bact. Rev. **24**, 3
     (1960).
119. Haschen, R. J., Krug, K.: Distribution patterns of proteolytic enzymes in
     normal and leukaemic leukocytes. Nature **209**, 511 (1966).
120. Haut, A.: The influence of chemotherapy on survival in acute leukemia.
     Blood **10**, 875 (1955).

121. Hayhoe, F. G. J.: The Cytochemical Demonstration of Lipids in Blood and Bone Marrow Cells. J. Path. Bact. 65, 413 (1953).

122. — Quaglino, D., Doll, R.: The Cytology and Cytochemistry of Acute Leukemia. A Study of 140 Cases. 1964, London, Her Majesty's Stationary Office.

123. Heath, R. B., Fairly, G. H., Malpas, J. S.: Production of Antibodies against viruses in leukemia and related diseases. Brit. J. Haemat. 10, 365 (1964).

124. Heilmeyer, L.: Grundriß der Pathophysiologie des Blutes. Stuttgart: Gustav Fischer 1968, S. 126—152.

125. — Grundriss der Pathophysiologie des Blutes. Die celluläre Abwehr. Stuttgart: Gustav Fischer 1969, S. 131.

126. Helly, K.: Zur Morphologie der Exudatzellen und zur Spezifität der weißen Blutkörperchen. Beitr. path. Anat. u. allg. Path. 37, 171 (1905).

127. Henderson, E. S., Serpick, A.: The effect of combination drug therapy and prophylactic oral antibiotic treatment in adult acute leukemia. Clin. Res. 15, 336 (1967).

128. Hering, E.: Zur Lehre vom Leben der Blutzellen. I. Überwanderung der Blutzellen aus den Blutgefäßen in die Lymphgefäße. Sitzber. Akad. Wiss. Wien, Math. naturw. Klasse. Abt. II. 56, 691 (1867).

129. Hersh, E. M., Bodey, G. P., Nies, B. A., Freireich, E. J.: The causes of death in acute leukemia. A study of 414 patients from 1954—1963. J. Amer. med. Ass. 193, 105 (1965).

130. — Oppenheim, J. J.: Impaired in vitro lymphocyte transformation in Hodgkin's disease. New Engl. J. Med. 273, 1006 (1965).

131. — Wong, V. G., Freireich, E. J.: Inhibition of the local inflammatory response in man by antimetabolites. Blood 27, 38 (1966).

132. Hirschberg, N.: Phagocytic Activity in human leukemia. Amer. J. Med. Sci. 197, 706 (1939).

133. Holland, J. F.: Progress in the treatment of acute leukemia and Burkitt's Tumor. Cancer Res. 27, 2633 (1967).

133a. Holland, J. F., Senn, H. J., Banerjee, T.: Quantitative studies of localized leukocyte mobilization in acute leukemia. Blood 37, 499 (1971).

134. Hudson, R. P., Wilson, S. J.: Hypogammaglobulinemia and chronic lymphatic leukemia. Cancer 13, 200 (1960).

135. Hurley, I. V.: Substances promoting Leukocyte Emigration. Ann. New York Acad. Sci. 116, 2918 (1964).

136. Jaffe, R. H.: Morpholgy of the inflammatory defense reaction in leukemia. Arch. Path. (Chic.) 14, 177 (1932).

137. Janoff, A., Zweifach, B. W.: Production of inflammatory changes in the microcirculation bc cationic proteins extracted from lysosomes. J. exp. Med. 120, 747, (1968).

137a. Kaplow, L. S.: A histochemical procedure for localizing and evalutating leukocyte alkaline phosphatase activity in smears of blood and marrow. Blood 10, 1023 (1955).

138. Karon, M., Freireich, E. J., Carbone, P.: Effective Combination Therapy of Adult Acute Leukemia. Proc. Amer. Ass. Cancer Res. 6, 34 (1965).

139. Keller, H. U., Sorking, E.: Studies on chemotaxis. I. On the chemotactic and complement-fixing activity of gammaglobulins. Immunology 9, 241 (1965).

140. — — Studies on chemotaxis. II. The significance of normal sera for chemotaxis induced by varicus agents. Immunology 9, 441 (1965).

141. — — Studies on chemotaxis. IV. The influence of serum factors on granulocyte locomotion. Immunology 10, 409 (1966).

142. Keller, H. U., Sorking, E.: Chemotaxis von Leukocyten induziert durch Leukocyten in vitro Helv. Physiol. Acta **25**, 199 (1967).
143. — — Studies on chemotaxis. VI. Specific chemotaxis in rabbit polymorphonuclear leukocytes and mononuclear cells. Int. Arch. Allergy, **31**, 575 (1967).
144. — — Chemotaxis of leukocytes. Experientia **24**, 641 (1968).
145. — — Studies on Chemotaxis. X. Inhibition of chemotaxis of rabbit neutrophil polymorphonuclear leukocytes. Int. Arch. Allergy **34**, 513 (1968).
145a. — — Studies on chemotaxis. On the chemotactic effect of bacteria. Int. Arch. Allergy **31**, 505 (1967).
146. Keller, R.: Zur Rolle der Gewebemastzelle im Entzündungsvorgang. In: J. Lindner und E. Wilhelmi: Die infektiöse Entzündung. Bern: Hans Huber 1968, S. 223—235.
147. Kim, H., Suzuki, M., O'Neal, R. M.: Leukocyte lipids of human blood. Amer. J. clin. Path. **48**, 314 (1967).
148. Kimball, H. R., Vogel, J. M., Perry, S., Wolff, S. M.: Quantitative Aspects of pyrogenic and hematologic response to etiocholanolone in man. J. Lab. clin. Med. **69**, 415 (1967).
149. Kiran, O., Gross, S.: The G-Immunoglobulins in acute leukemia in children. Hematologic and immunologic relationships. Blood **33**, 198 (1969).
150. Klebser, R. G., Nungesser, W. J.: Effect of alcohol upon chemotactic response of leukocytes. J. inf. Dis. **65**, 196 (1939).
151. Klein, U. E.: Isoenzyme der alkalischen Phosphatase. Klinische Bedeutung, Zytotopik und mögliche Funktion. Dtsch. med. Wschr. **94**, 526 (1969).
152. Kolough, F.: The lymphocyte in inflammation. Amer. J. Path. **15**, 413 (1939).
153. Kronman, B. S., Wepsic, H. T., Churchill, W. H., Zbar, B., Borsos, T., Rapp, H. J.: Tumor-Specific Antigens Detected by Inhibition of Macrophage Migration. Science **3890**, 296 (1969).
154. Lazarus, G. S., Brown, R. S., Daniels, J. R., Fullmer, H. M.: Human granulocyte collagenase. Science **159**, 1483 (1968).
155. Leber, Th.: Über die Entstehung der Entzündung und die Wirkung der entzündungserregenden Schädlichkeiten. Fortschr. Med. **6**, 460 (1888).
156. Leder, L. D., Nicolas, R.: Fermentcytochemische Untersuchungen zur Genese der Makrophagen an Hautfensterpräparaten. Frankf. Z. Path. **73**, 228 (1963).
157. Levitan, A. A., Perry, S.: The use of an isolator system in cancer chemotherapy. Amer. J. Med. **44**, 234 (1968).
157a. — — Infectious complications of chemotherapy in a protective environment. New Engl. J. Med. **276**, 881 (1967).
158. Lewis, W. H.: On the locomotion of the polymorphonuclear leukocytes of the rat in autoplasma cultures. Bull. Johns Hopk. Hosp. **55**, 273 (1934).
159. Libanski, J.: Study of Immunologic reactivity in hemoblastosis. Blood **25**, 169 1965).
160. Lieberkühn, N.: Über Bewegungserscheinungen der Zellen. In: Die farblosen Blutkörper. Ed.: N. G. Elwert III. Marburg & Leipzig, Germany, 1870, S. 357—365.
161. Lindenbau, J., Lieber, C. S.: Hematologic effects of alcohol in man in absence of nutritional deficiency. The New Engl. J. of Med. **7**, 333 (1969).
162. Ludwig, C. F., Smoke, M. E., Wellington, J. S.: Studies of the humoral regulation of leukocytes. Ann. N. Y. Acad. Sci. **136**, 784 (1967).
163. Mallery, O. T., McCutcheon, M.: Motility and chemotaxis of leukocytes in health and disease. Amer. J. Med. Sci. **200**, 394 (1940).
164. Mappes, G., Fisher, J.: Erfahrungen mit der Splenektomie bei Blutkrankheiten. Dtsch. med. Wschr. **94**, 584 (1969).

165. Marsh, J. C., Perry, S.: The granulocyte response to endotoxin in patients with hematologic disorders. Blood **23**, 581 (1964).

166. Martin, S. P., McKinney, G. R., Green, R.: The metabolism of human polymorphonuclear leukocytes. Ann. N. Y. Acad. Sci. **59**, 996 (1955).

167. Mathé, G.: Extensive histological and cytological survey of patients with acute leukemia in „complete remission". Brit. med. J. **I**, 640 (1966).

167a. — Aseptic environments and cancer treatment. Berlin-Heidelberg-New York: Springer-Verlag 1970.

168. Maximow, A.: Experimentelle Untersuchungen über die entzündliche Neubildung von Bindegewebe. Beitr. path. Anat. u. allg. Path. **34**, 153 (1902).

169. — Beiträge zur Histologie der eitrigen Entzündung. Beitr. path. Anat. u. allg. Path. **38**, 301 (1905).

170. — Untersuchungen über Blut und Bindegewebe. VIII. Die cytologischen Eigenschaften der Fibroblasten, Retikulumzellen und Lymphocyten des lymphoiden Gewebes außerhalb des Organismus ihre genetischen Wechselbeziehungen und prospektiven Entwicklungspotenzen. Arch. mikrosk. anat. Entwicklungsmech. **97**, 283 (1923).

171. — Bindegewebe und blutbildende Gewebe. Handbuch der mikroskopischen Anatomie des Menschen. 2 (1. Teil). Ed.: W. v. Mollendorf. Die Gewebe. Berlin, Germany, 1927.

172. McCutcheon, M.: Chemotaxis and locomotion of leukocytes. Ann. N. Y. Acad. Sci. **59**, 941 (1955).

173. McFarland, W., Libre, E. P.: Abnormal leukocyte response in alcoholism. Ann. int. Med. **59**, 865 (1963).

174. McKelvey, E., Carbone, P. P.: Serum Immune globulin concentrations in acute leukemia during intensive chemotherapy. Cancer **18**, 1292 (1965).

175. McMillan, R., Scott, J. L., Marino, J. V.: The in vivo survival of leukocytes labelled in vitro with radioactive chromium. Proc. Amer. soc. Hemat., New Orleans, La. 1966, p. 57.

176. Menkin, V.: On nature of a leucocytosis-promoting factor of inflammatory exudate. Science **91**, 320 (1940).

177. — Factors concerned in the mobilisation of leukocytes in inflammation. Ann. N. Y. Acad. Sci. **59**, 956 (1955).

178. — Biochemical mechanisms in inflammation 2nd ed. Springfield (Ill.): Charles C Thomas 1956.

179. Metchnikoff, E.: Untersuchungen über die mesodermalen Phagocyten einiger Wirbeltiere. Biol. Centr. **3**, 560 (1883).

180. — Lectures on the comparative pathology of inflammation (1891). Trans. by F. & E. Starling. Kegan, Paul, Trench. London, England: Trübner & Co. 1893.

181. Mihich, E.: Current studies with methyl-glyoxonal-bis-(guanylhydrazone). Cancer Research **23**, 1375 (1963).

182. Miles, A. A., Miles, E. M., Burke, J.: The value and duration of defense reactions of the skin to primary lodgment of bacteria. Brit. J. exp. Path. **38**, 79 (1957).

183. Miller, D. G.: Patterns of immunological deficiency in lymphomas and leukemias. Ann. intern. Med. **57**, 703 (1962).

184. Miller, J. P., Shanbrom, E.: Infectious syndromes of leukemias and Lymphomas. Amer. J. med. Sci. **246**, 420 (1963).

184a. Moeschlin, S.: Die Leukocytenkurve nach Pyrifer als Knochenmarksfunktionsprüfung. Helv. med. Acta **12**, 229 (1945).

185. Moore, G. E., Ito, E., Ulrich, K., Sandberg, A. A.: Culture of human leukemic cells. Cancer **19**, 713 (1966).
186. Morrow, L. B., Anderson, R. E.: Active tuberculosis in leukemia. Arch. Path. **79**, 484 (1965).
187. Moses, J. M., Ebert, R. H., Graham, R. C., Brine, K. L.: Pathogenesis of inflammation. I. The production of an inflammatory substance from the rabbit granulocyte in vitro and its relationship to leukocyte pyrogen. J. exp. Med. **120**, 57 (1966).
188. Müller, J.: Handbuch der Physiologie. Bd. 1. Zit.: Ehrich, W. 1835, S. 96.
189. Nagel, G. A., Matulewski, T. J., Holland, J. F.: Factors affecting the mixed leukocyte culture as histocompatibility test. Europ. surg. Res. **2**, 370 (1970).
190. Norden, A., Swahn, B.: Herpes zoster-varicellae in cases of leukemia. Acta med. scand. **170**, 339 (1961).
191. Oswald, N. G.: Acute tuberculosis and granulocytic disorders. Brit. med. J. **2**, 1489 (1963).
192. Opie, E. L.: The enzymes of phagocytic cells of inflammatory exudates. J. exp. Med. **8**, 410—436 (1906).
193. Ossermann, E. F., Lawlor, D. P.: Serum and urinary lysozyme in monocytic and myelomonocytic leukemia. J. exp. Med. **124**, 921 (1966).
193a. Page, A. R., Good, R. A.: A Clinical and experimental study on the function of neutrophils in the inflammatory response. Amer. J. Path. **34**, 645 (1958).
194. Paronetto, F., Koffler, D., Miescher, P. A.: Immunologic aspects of microbial inflammation. In: Die infektiöse Entzündung. Ed.: J. Lindner und E. Wilhelmi. Bern und Stuttgart: Hans Huber 1968, S. 107—166.
195. Perillie, P. E.: Studies of the changes in leukocyte alkaline phosphatase following pyrogen stimulation in chronic granulocytic leukemia. Blood **29**, 401 (1967).
196. — Finch, S. C.: The local Exudative cellular response in leukemia. J. clin. Invest. **39**, 1353 (1960).
197. — Quantitative studies of the local exudative cellular reaction in acute leukemia. J. clin. Invest. **43**, 425—430 (1964).
198. Perry, S.: Leukocyte kinetics in man. Med. Ann. of the District of Columbia **38**, 10—14 (1969).
199. Peters, W., Senn, H. J., Banerjee, T., Holland, J. F.: Influence of shortterm topical and systemic corticosteroids on localized leukocyte mobilisation (in Vorbereitung).
200. Phelps, P., McCarty, D. J.: Crystal-induced inflammation in canine joints. II. Importance of polymorphonuclear leukocytes. J. exp. Med. **124**, 155 (1966).
201. Pierce, M.: Cultures of leukemic blood leukocytes. Arch. Path. **14**, 295 (1932).
202. Preisler, H. D., Hasenclever, H. F., Levitan, A. A., Henderson, E. S.: Serologic diagnosis of disseminated candidiasis in patients with acute leukemia. Ann. of intern. Med. **70**, 19 (1969).
203. Quaglino, D., Hayhoe, F. G. J.: Observations on the PAS reaction in limphoproliferative disorders. J. Path. Bact. **78**, 521 (1959).
204. Raab, S. O., Hoeperich, P. D., Wintrobe, M. M., Cartwright, G. E.: The clinical significance of fever in acute leukemia. Blood **16**, 1609 (1960).
205. Ramanan, C. V., Israels, M. C. G.: Treatment of chronic myeloid leukemia with dibromomannitol. Lancet **II**, 125 (1969).
206. Rebuck, J. W.: On the role of the monocyte inflammation as demonstrated by a new technique. Anat. Rec. **76**, 46 (1940).
207. — Crowley, J. H.: A method of studying leucocytic funktions in vivo: Ann. N. Y. Acad. Sci. **59**, 757 (1955).

208. Rebuck, J. W., Mellinger, R. C.: Interruption by topical cortisone of leukocytic cycles in acute inflammation in man. Ann. N. Y. Acad Sci. **56**, 715 (1953).

209. — Monto, R. W., Monaghan, E. A., Riddle, J. M.: Potentialities of the lymphocyte, with an additional reference to its dysfunction in Hodgkin's Disease. Ann. N. Y. Acad. Sci. **73**, 8 (1958).

210. — Yates, J. L.: The cytology of the tuberculin reaction in skin window in man. Ann. Rev. Tuberc. **69**, 216 (1954).

211. — Smith, R. W., Margulis, R. R.: The modification of leukocytic funktion in human windows by ACTH. Gastroenterology **19**, 644 (1951).

212. Riddle, J. M., Barnhard, M. I.: The eosinophil as a source for profibrinolysin in acute inflammation. Blood **25**, 776 (1965).

213. — Blum, G. B., Barnhard, M. I.: Interrelationships between fibrin, neutrophils and rheumatoid synovitis. J. Reticuloendothel Soc. **2**, 420 (1965).

214. Riis, P.: The cytology of inflammatory Exudate. Copenhagen: Munksgaard 1959.

214a. Rhomberg, W. U., Senn, H. J.: Granulocytäre Funktionsstörungen bei megaloblastären Anämien. Schweiz. med. Wschr. **100**, 1973 (1970).

215. Rössle, R.: Referat über Entzündung. Verh. dtsch. path. Ges. **19**, 18 (1923).

216. Sabine, J. C.: The Inhibition of anaerobic glycolysis in red cells by leukemic leukocytes. Brit. J. Haemat. **13**, 80 (1967).

217. Sandor-Overkamp, H., Samal, B., Holland, J. F., Senn, H. J.: Unveröffentlichte Beobachtungen (1969).

218. Sbarra, A. J.: The role of the phagocyte in host-parasite interactions. Cancer Res. **25**, 1199 (1965).

219. — Karnovsky, M. L.: The biochemical basis of phagocytosis. I. Metabolic changes during the ingestion of particles by polymorphonuclear leukocytes. J. biol. Chem. **234**, 1355 (1959).

220. Scott, R. B.: Glycogen in human peripheral blood leukocytes. I. Characteristics of syntheses and turnover of glycogen in vitro. J. clin. Invest. **47**, 344 (1968).

220a. Schwarzenberg, L., Mathé, G., Amiel, J. L., Cattan, A., Schneider, M., Schlumberger, J. R.: Le traiment symptomatique de l'agranulocytose par les transfusions de globules blancs. Presse Méd. **74**, 1061 (1966).

221. Seki, M.: Zur Kenntnis der intra- und supravitalen Färbung. IX. Z. Zellforsch. u. mikroskop. Anatomie **23**, 314 (1935).

222. Senn, H. J.: Behandlungsziele bei akuten Leukämien. Therap. Umschau **26**, 395 (1969).

223. — Holland, J. F.: Leukocyte mobilization in health and acute leukemia. Blood **30**, 888 (1967).

224. — — Leukocyte mobilization in health and in myeloproliferative disorders. In: B. Howard, and W. Clark: Myeloproliferative disorders in animals and man. US Atomic Energy Commission Publ. Springfield, Va/USA, 1970, pp. 734.

225. — — Kinetics of localized leukocyte mobilization in hematologic Neoplasia. Proc. XII. Congress Int. Soc. Hemat. N. Y. City, 1968.

226. — Rhomberg, W. U., Jungi, F.: Störung der leukocytären Abwehrfunktion als paraneoplastisches Syndrom bei Hämoblastosen. Schweiz. Med. Wschr. **101**, 466 (1971).

227. — Chu, B., Peters, W., Holland, J. F.: Muramidase activity of human blood cells and inflammatory exudates. Acta haemat. (Basel) **44**, 65 (1970).

228. — Holland, J. F.: Plastic skin chamber technique for comparative studies on localized leukocyte mobilization in man. Rev. franç. études clin. biol. **14**, 373 (1969).

229. Senn, H. J., Holland, J. F., Banerjee, T.: Kinetic and comparative studies of localized leucocyte mobilization in normal man. J. lab. clin. Med. 74, 742 (1969).
230. Shanbrom, E., Miller, S., Haar, H.: Herpes zoster in hematologic neoplasias. Ann. int. Med. 53, 523 (1960).
231. Sharp, G. W. G.: The effect of light on diurnal leukocyte variation. J. Endocrin. 21, 213 (1960).
232. Sherlock, S., Jones, E. A., Crowley, N.: Bacteriemia in patients with hepatobiliary disease. In: Die infektiöse Entzündung/Infective Inflammation. Eds.: J. Lindner und E. Wilhelmi. Bern und Stuttgart: Hans Huber 1968, S. 303.
233. Shohet, St. B.: Morphologic evidence for the in vivo activity of transfused chronic myelogenous leukemia cells in a case of massive staphylococcal septicemia. Blood 32, 111 (1968).
234. Silver, R. T., Beal, G. A., Schneidermann, M. A., McCullough, N. B.: The role of the Mature Neutrophil in Bacterial Infections in Acute Leukemia. Blood 12, 814 (1957).
235. Silvermann, D.: A chemotropic substance derived from normal tissues. Arch. Path. 25, 40 (1938).
235a. Skipper, H. E.: Criteria associated with destruction of leukemia and solid tumor cells in animals. Cancer Res. 27, 2636 (1967).
236. Smith, S. P., Nuckolls, J. W., Horn, R. G., Collins, R. D.: Pathogenesis of the generalized Shwartzman reaction. Evalutation of platelets as a mediator of the suppressive Effect of a nitrogen mustard. Arch. Path. 85, 459 (1968).
237. Snyderman, R., Gewurz, H., Mergenhagen, S. E.: Interaction of the complement system with endotoxic lipopolysaccharide. J. exp. Med. 128, 259 (1968).
238. Sokal, J. E.: Response to BCG vaccination and survival in advanced Hodgkin's disease. Cancer 1, 128 (1969).
239. — Firat, D.: Varicella-Zoster infections in Hodgkin's disease. Amer. J. Med. 39, 452 (1965).
240. Southam, C. M., Levine, A. G.: A quantitative rebuck Technique. Blood 27, 734 (1966).
241. Spector, W. G.: New aspects of inflammation. Proc. Roy. Soc. Med. 60, 773 (1967).
242. Schmalzl, F., Braunsteiner, H.: Cytochemische Untersuchungen zur Entwicklung der großen mononucleären Zellen des Hautfensters. Acta haemat. 38, 281 (1967).
243. Schultze, M.: Ein heizbarer Objekttisch und seine Verwendung bei Untersuchungen des Blutes. Arch. mikroskop. Anat. Entwicklungsmech. 1, 1 (1865).
244. Schwartz, G.: Über die Herkunft der einkernigen Exudatzellen bei Entzündungen. Wien. klin. Wschr. 17, 1173 (1904).
245. Stewart, T. H. M.: The regression of an inflammatory skin lesion by the induction of a delayed hypersensitivity reaction. A case report. Cancer 1, 117 (1969).
246. Taylor, F. B., Ward, P. A.: Generation of chemotactic activity in rabbit serum by plasminogen-streptokinase mixtures. J. exp. Med. 126, 149 (1967).
247. Tennant, J. R.: Evaluation of the trypane blue technique for determination of cell viability. Transplantation 2, 685 (1964).
248. Tornyos, K.: Phagocytic activity of cells of the inflammatory exudate in human leukemia. Cancer Res. 27, 1756—1760 (1967).
249. Undritz, E.: Über das Vorkommen von Abbauformen der Leukocyten im Blut. Folia haemat. (Frankfurt) 65, 195 (1941).
250. Valentine, W. N., Beck, W. S.: Biochemical studies on leucocytes. I. Phosphatase activity in health, leucocytosis and myelocytic leucemia. J. lab. clin. Med. 38, 39 (1951).

251. Valentine, W. N., Beck, W. S., Follette, J. M., Mills, H., Lawrence, J. S.: Biochemical studies in chronic myelotytic leukemia, polycythemia vera and other idiopathic myeloproliferative disorders. Blood 7, 959 (1952).

251a. Viola, M. V.: Acute leukemia and infection. J. Amer. med. Ass. 201, 923 (1967).

252. Virchow, R.: Die Cellularpathologie. Berlin: Hirschwald 1858.

253. Vogel, J. M., Kimball, H. R., Wolff, S. M., Perry, S.: Etiocholanolone in the evaluation of marrow reserves in patients receiving cytotoxic agents. Ann. int. Med. 67, 1226 (1967).

254. — Yankee, R. A., Kimball, H. R., Wolff, S. M., Perry, S.: The Effect of Etiocholanolone on Granulolocyte Kinetics. Blood 30, 474 (1967).

255. Walter, A.: Microscopic observations on the perforation of the capillaries by the corpuscles of the blood, and on the origin of mucus and pus globules. London, Edinburgh and Dublin Philosoph. Mag. and J. Sci. 29, 397 (1846).

256. Warburg, O.: Über den Stoffwechsel der Tumoren. Berlin: Springer 1926.

257. — Gawehn, K., Geissler, A. W.: Stoffwechsel der weißen Blutzellen. Z. Naturforsch. 13, 515 (1958).

258. Ward, P. A., Becker, E. L.: The deactivation of rabbit neutrophils by chemotactic factor and the nature of the activatable esterase. J. exp. Med. 127, 693 (1968).

259. — Cochrane, C. G., Müller-Eberhard, H. J.: The role of serum complement in chemotaxis of leukocytes in vitro. J. exp. Med. 122, 327 (1965).

260. — — — Further studies on the chemotactic factor of complement and its formation in vivo. Immunology 11, 141 (1966).

261. — Remold, H. G., David, J. R.: Leukotactic factor produced by sensitized lymphocytes. Science 163, 1079—1081 (1969).

262. Wertlake, P. T., Winter, T. S.: Fatal toxoplasma myocarditis in an adult patient with acute lymphocytic leukemia. New. Engl. J. Med. 273, 438 (1965).

262a. Wintrobe, M. H.: Cinical Hematology. Philadelphia: Lea & Febiger 1967, pp. 224—283 and 1038.

263. Wirth, W., Wagner, H., Themann, H., Hauss, W. H.: Licht- und elektronenmikroskopische Untersuchungen zum lokalen Shwartzman-Phänomen. Z. ges. exp. Med. 151, 35 (1969).

264. Wolf-Jürgensen, P.: The basophil leukocyte. Ser. Haemat. I, 4, 45—68 (1968).

265. Wolff, S. M., Kimball, H. R., Perry, S., Root, R., Kappas, A.: The biological properties of etiocholanolone. Combined clinical staff conference at the N. I. H. Ann. int. Med. 67, 1268 (1967).

266. Wood, S., Marzocchi, B.: Mobility of granulocytes during wound healing in the rabbit-earchamber. Johns Hopk. med. J. 123, 23 (1968).

267. Woodward, S. C., Sheldon, W. H.: Subclinical pneumocystis carinii pneumonitis in adults. Bull. Johns Hopk. Hosp. 109, 148 (1961).

268. Wulff, H. R.: Histochemical studies of leukocytes from inflammatory Exudate: glycogen and phosphorylase. Acta haemat. 28, 86 (1962).

269. — Histochemical studies of leukocytes from an inflammatory exudate. V. Alkaline and acid phosphatases and esterases. Acta haemat. 30, 159 (1963).

269a. Yankee, R. A., Freireich, E. J., Carbone, P. P., Frei, E. III: Replacement therapy using normal and chronic myelogenous leukemia leukocytes. Blood 24, 844 (1964).

270. Zimmermann, G.: Zit. nach J. W. Rebuck, u. J. H. Crowley. Med. Ztg. 21, 64 (1852).

271. Zieve, P. D., Haghshenass, M., Blanks, M., Krevans, J. R.: Vacuolization of neutrophils. Arch. int. Med. 118, 356 (1966).

Sachverzeichnis

Experimentelle Medizin, Pathologie und Klinik

Die früheren Bände erschienen unter dem Reihentitel:

Pathologie und Klinik in Einzeldarstellungen